元素の周期表（2023）

凡例：
原子番号 → 1 H ← 元素記号
原子量 → 水素 1.008 ← 元素名

周期＼族	1	2	3	4	5	6	7	8	9	10	11	12	13	14	15	16	17	18
1	1 H 水素 1.008																	2 He ヘリウム 4.003
2	3 Li リチウム 6.941†	4 Be ベリリウム 9.012											5 B ホウ素 10.81	6 C 炭素 12.01	7 N 窒素 14.01	8 O 酸素 16.00	9 F フッ素 19.00	10 Ne ネオン 20.18
3	11 Na ナトリウム 22.99	12 Mg マグネシウム 24.31											13 Al アルミニウム 26.98	14 Si ケイ素 28.09	15 P リン 30.97	16 S 硫黄 32.07	17 Cl 塩素 35.45	18 Ar アルゴン 39.95
4	19 K カリウム 39.10	20 Ca カルシウム 40.08	21 Sc スカンジウム 44.96	22 Ti チタン 47.87	23 V バナジウム 50.94	24 Cr クロム 52.00	25 Mn マンガン 54.94	26 Fe 鉄 55.85	27 Co コバルト 58.93	28 Ni ニッケル 58.69	29 Cu 銅 63.55	30 Zn 亜鉛 65.38*	31 Ga ガリウム 69.72	32 Ge ゲルマニウム 72.63	33 As ヒ素 74.92	34 Se セレン 78.97	35 Br 臭素 79.90	36 Kr クリプトン 83.80
5	37 Rb ルビジウム 85.47	38 Sr ストロンチウム 87.62	39 Y イットリウム 88.91	40 Zr ジルコニウム 91.22	41 Nb ニオブ 92.91	42 Mo モリブデン 95.95	43 Tc テクネチウム (99)	44 Ru ルテニウム 101.1	45 Rh ロジウム 102.9	46 Pd パラジウム 106.4	47 Ag 銀 107.9	48 Cd カドミウム 112.4	49 In インジウム 114.8	50 Sn スズ 118.7	51 Sb アンチモン 121.8	52 Te テルル 127.6	53 I ヨウ素 126.9	54 Xe キセノン 131.3
6	55 Cs セシウム 132.9	56 Ba バリウム 137.3	57-71 ランタノイド	72 Hf ハフニウム 178.5	73 Ta タンタル 180.9	74 W タングステン 183.8	75 Re レニウム 186.2	76 Os オスミウム 190.2	77 Ir イリジウム 192.2	78 Pt 白金 195.1	79 Au 金 197.0	80 Hg 水銀 200.6	81 Tl タリウム 204.4	82 Pb 鉛 207.2	83 Bi ビスマス 209.0	84 Po ポロニウム (210)	85 At アスタチン (210)	86 Rn ラドン (222)
7	87 Fr フランシウム (223)	88 Ra ラジウム (226)	89-103 アクチノイド	104 Rf ラザホージウム (267)	105 Db ドブニウム (268)	106 Sg シーボーギウム (271)	107 Bh ボーリウム (272)	108 Hs ハッシウム (277)	109 Mt マイトネリウム (276)	110 Ds ダームスタチウム (281)	111 Rg レントゲニウム (280)	112 Cn コペルニシウム (285)	113 Nh ニホニウム (278)	114 Fl フレロビウム (289)	115 Mc モスコビウム (289)	116 Lv リバモリウム (293)	117 Ts テネシン (293)	118 Og オガネソン (294)

ランタノイド：

57 La ランタン 138.9	58 Ce セリウム 140.1	59 Pr プラセオジム 140.9	60 Nd ネオジム 144.2	61 Pm プロメチウム (145)	62 Sm サマリウム 150.4	63 Eu ユウロピウム 152.0	64 Gd ガドリニウム 157.3	65 Tb テルビウム 158.9	66 Dy ジスプロシウム 162.5	67 Ho ホルミウム 164.9	68 Er エルビウム 167.3	69 Tm ツリウム 168.9	70 Yb イッテルビウム 173.0	71 Lu ルテチウム 175.0

アクチノイド：

89 Ac アクチニウム (227)	90 Th トリウム 232.0	91 Pa プロトアクチニウム 231.0	92 U ウラン 238.0	93 Np ネプツニウム (237)	94 Pu プルトニウム (239)	95 Am アメリシウム (243)	96 Cm キュリウム (247)	97 Bk バークリウム (247)	98 Cf カリホルニウム (252)	99 Es アインスタイニウム (252)	100 Fm フェルミウム (257)	101 Md メンデレビウム (258)	102 No ノーベリウム (259)	103 Lr ローレンシウム (262)

注1）本表の原子量の信頼性は亜鉛の場合を除き有効数字の4桁目で±1以内である。
†：市販品中のリチウム化合物のリチウムの原子量は6.938から6.997の幅をもつ。
＊：亜鉛に関しては原子量の信頼性は有効数字4桁目で±2である。

注2）安定同位体がなく、天然で特定の同位体組成を示さない元素については、（ ）内にその元素の放射性同位体の質量数の一例を示した。従って、その値を原子量として扱うことはできない。

出典）日本化学会原子量専門委員会『「原子量表（2023）」について』2023より作成。

基礎から学ぶ

食品
分析学

編著　谷口亜樹子

共著　猪飼誉友・石井剛志・風見真千子・片山佳子
　　　菊川浩史・米谷　俊・佐藤眞治・杉山靖正
　　　中村宗知・野口治子・細谷孝博・松藤　寛
　　　南　育子・山本　敦

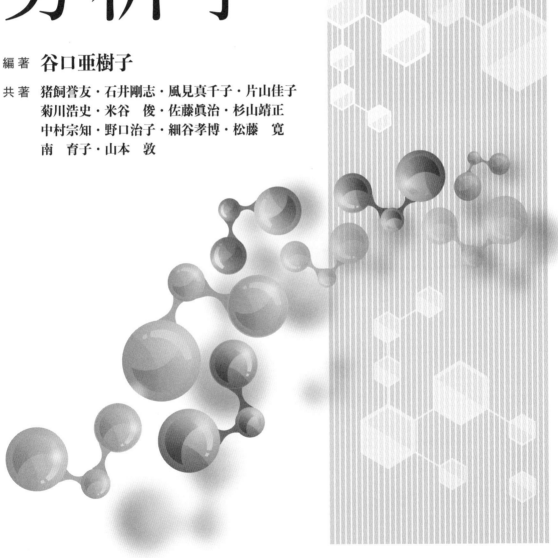

建帛社
KENPAKUSHA

まえがき

　食品分析学は，食品の一次機能（栄養機能），二次機能（感覚機能），三次機能（生体調節機能）に関わる成分の分析，及び機器分析に関する原理について学習する学問であり，本書はこれらを学習し，理解するために編集された教科書です。

　本書は食品科学コース（農学部，薬学部，理工学部，工学部等），管理栄養士養成コース（主に4年制大学），栄養士養成コース（主に短期大学）で学ぶ学生を対象にしています。食品学の学習と並行して学べるように，構成としてまずは分析する食品の成分がどのようなものであるか，食品化学の基礎知識を前置きとして説明し，その後で食品分析の原理，及び分析法を学べるように編集しました。一般成分分析法（第1章）は，日本食品標準成分表2015年版（七訂）の栄養素の掲載順序に合わせ構成し，続いて応用分析法としての機器による成分分析の基本操作と定性・定量（第2章）及び，生化学領域の分析法・検査（第3章）についても掲載しました。さらに農薬，放射性物質等の人に害を及ぼす危害要因物質の食品分析法について解説し（第4章），最後の章では，分析結果の信頼性を保証するために重要な考え方を述べました（第5章）。また，図表を多く取り入れ，視覚的にも学べるように工夫し，各項目の最後に演習問題を設け，理解度を確かめられるよう工夫しました。

　この教科書で学ぶ学生は，次の目標をもって学んでほしいと思います。まずは，食品成分の分析法を学ぶことにより，様々な食品成分の特性，機能性を理解することができるようになること，さらに食品成分の分析，及び解析の知識を得ることにより，食品を評価する基準をもち，しっかりと評価できるようになることです。

　多くの学生に本書を活用していただき，食品及び食品分析に興味をもち，学ぶことの楽しさ，分析することのおもしろさを知ってほしいと思います。食品分析学を通じて，物の見方，考え方を学び，柔軟な化学的思考を養ってほしいと思っています。

　本書の出版にあたり，大変なご尽力くださった建帛社の皆様に心から深く感謝申し上げます。

2020年7月

編者　谷口亜樹子

目　　次

第2章　機器による成分分析の基本操作 と定性・定量　　80

第3章　生化学領域の分析法と検査　128

第4章　食品の危害要因物質の分析法　140

第5章　分析における妥当性と品質　152

序章　食品分析の基礎知識

　食品は生物体であり，非常に複雑な物質である。食品の分析は食品の特性に合わせて行う必要がある。序章では，データの取り扱いを説明する。

1．定性と定量

　食品成分の分析方法は，2種類に大別され，定性分析と定量分析がある。

定性分析：物質（食品中の成分）の性質を測定する分析で，物質の有無の確認する。

定量分析：物質（食品中の成分）の量を測定する分析で，物質の量を数値として示す。

2．データの取り扱い

1）誤　　差

　定量実験では，様々な要因により測定値と真の値に誤差が生じる。誤差の原因を追求し，補正することが必要である。誤差には，確定誤差と不確定誤差（偶然誤差）がある（図序－1）。

2）有効数字

　実験で得られた測定値は，機器の感度や測定誤差から精度に限りがある。これを考慮した意味のある桁数の数字を有効数字という。測定値を扱う場合，有効数字を使用する。

　化学天秤の秤量値が5.1978 gであれば有効数字は5桁，ビュレットの目盛が23.25 mLであれば有効数字は4桁である。最後の桁を目分量で読んでいても，測定器で判断できた最小値までを有効数字という。

（1）末尾の0，先頭の0

　a．末尾の0　　末尾の0は有効数字の一部である。例えば1.230 gは1.2295 g～1.2305 gの範囲を示しており0.001 gの幅がある。末尾の0は適当に削除，追加はできない。

　b．先頭の0　　先頭の0は有効数字ではない。例えば0.001 mLは1 μLで，数字の最初の0は位取りを示すもので，有効数字ではない。この場合の有効数字は，1桁である。

（2）有効数字の丸め方

　基本は四捨五入である。ただし対象数字が5の場合，その前の桁数が偶数であれば切り捨て，奇数であれば切り上げるのが決まりである。例えば，1.230 gは1.2295 g～1.2305 gの範囲と考え，1.2295 gを有効数字4桁に丸めると，前の数字が9で奇数なので切り上げ1.230 g，1.2305 gは前の数字が0で偶数なので切り下げ1.230 gとなる。この方法でないと，

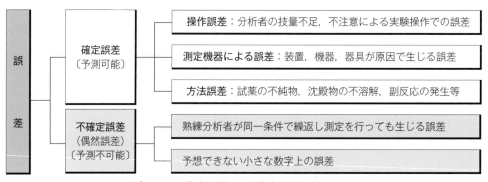

図序－1　確定誤差と不確定誤差（偶然誤差）

5は全て切り上げられ，数値が上がると，丸めに誤差が生じることになる。

（3）加減算と乗除算

　　加減算：小数桁数の最も少ない数値に合わせる。

　　　　例）1.23 + 1.230 − 1.02345 = 1.43655 → 1.44

　　乗除算：有効数字のいちばん小さい数値に合わせる。

　　　　例）1.23 × 12.34 ÷ 1.02345 = 14.830426 → 14.8

　「≒」は近似値を示す記号であり，ここで使用するのは間違いである。

3）指数換算

　計算の過程で，桁数の膨大な数値を桁数の少ない数値に合わせて計算しなければならない場合があるが，このような場合は桁数の膨大な数値を指数（$a \times 10^a$）で表すことで桁数を少なくすることができる。基本的には，aは1以上10未満で表記するのが通例である。

4）平均値と標準偏差

　複数の試料の分析や繰返し実験の結果を解析するのに平均値と標準偏差を使う。

　a．平　均　値　　　データの数値Xの合計をデータの数（n）で除す。

$$\bar{x} = \frac{(x_1 + x_2 + x_3 + \cdots + x_n)}{n} = \frac{\sum_{i=1}^{n} x_i}{n}$$

　b．標準偏差　　　各データから$\bar{x}$を差し引いて2乗したものを総和し，$n-1$で除して平方したものが標準偏差sである。SDと示すこともあり，平均値に対するばらつきを表す数値である。

$$s = \sqrt{\frac{(x_1 - \bar{x})^2 + (x_2 - \bar{x})^2 + (x_3 - \bar{x})^2 + \cdots + (x_n - \bar{x})^2}{n - 1}} = \sqrt{\frac{\sum_{i=1}^{n} (x_i - \bar{x})^2}{n - 1}}$$

5）物質量や濃度を表す単位

　実験測定した値には，質量や濃度等を表すために単位が必要である。世界で用いられている基礎単位は国際単位系（SI単位：System International of Units）である（表序－1）。

溶液の体積を表す単位としてリットル（L）があり，これはSI単位でないが，SI併用単位である。ほかに，割合を表す単位に百分率（％：パーセント，1/10²）がある。食品分析でよく使用される％を表序－2に示す。

表序－1　SI単位系

基本量	単位名称	単位記号	定　　　　　義
長　さ	メートル	m	1秒の299 792 458分の1の時間に光が真空中を伝わる行程の長さ
質　量	キログラム	kg	国際キログラム原器の質量
時　間	秒	s	セシウム133の原子の基底状態の2つの超微細構造準位の間の遷移に対する放射の周期の9 192 631 770倍の継続時間
電　流	アンペア	A	真空中に1メートルの間隔で平行に配置された無限に小さい円形断面積を有する無限に長い2本の直線状導体のそれぞれを流れ，これらの導体の長さ1メートルにつき2×10⁷ニュートンの力を及ぼし合う一定の電流
熱力学温度	ケルビン	k	水の三重点の熱力学温度の1/273.16
物 質 量	モ　ル	mol	0.012キログラムの炭素12の中に存在する原子の数に等しい数の素粒子を含む系の物質量
光　　度	カンデラ	cd	周波数540×10¹²ヘルツの単色放射を放出し，所定の方向における放射強度が1/683ワット毎ステラジアンである光源の，その方向における光度

表序－2　食品分析でよく使用される％

単　位	表　記	概　　要
質量百分率	Wt ％ （W／W％）	食品や試薬溶液100 g中に含まれている成分の質量の割合
質量対容量百分率	Wt／Vol％ （W／V％）	液体食品や試薬100 mL中に溶けている成分質量の割合
容量対容量百分率	Vol％ （V／V％）	液体食品や試薬100 mL中に溶けている成分容量の割合
パーミル	‰	1/10³，千分の1を指す
百万分率	ppm	part per millionの略 100万分の1（10⁻⁶）を指し，1 ppm＝0.0001％，10000 ppm＝1％ 濃度表示ではmg/L，mg/kgの単位になる 希薄な溶液や気体に用いられる
十億分率	ppb	part per billionの略。10億分の1（10⁻⁹）を指し，濃度表示ではμg/L，μg/kgの単位である
一兆分率	ppt	part per trillionの略。1兆分の1（10⁻¹²）を指す

【演習問題】

次の文章の中から正しい文章を選びなさい。

1．先頭の0は有効数字である。

2．1.2305 gを有効数字4桁に丸めると，1.231 gとなる。

3．末尾の0は有効数字ではない。

4．定量分析とは，物質の量を測定する分析をいう。

5．1 ppmは0.01％である。

第1章 食品の一般成分分析

1. 試料の調製と採取法

　食品を分析する場合，試料を採取し分析に供することになるが，そのまま分析に使用できることは極まれであり，多くの場合，試料調製をしなければならない。この場合，最も重要なことは調製された試料が，その食品を代表しているかということである。

　生鮮食品（畜肉類，魚介類，野菜類，果実類等）では目的の成分が偏在していることもあり，適切な試料調製を行わなければならない。加工食品についても果実やナッツ等が入ったもの等，不均一な試料であることは少なくなく，内容物の物性も異なることから，試料の調製を工夫しなければならない。

　試料を調製することで，目的成分が酸素，酵素，熱や光等の影響を受け，変化してしまうことにも注意を払わなければならない。さらに，調製後の試料の保管方法も考慮する必要がある。

1）縮分の方法

　目的とする成分には微量のものや偏在するものがあるので，試料調製を行う前にその食品を代表するようにサンプリングを行うことが必要である。例えば，生鮮食品では個体差が大きくなるので，なるべく多くの試料をサンプリングした方がよい，さらに恣意的判断が入らないように任意に個体を選択する。加工食品においても任意に選別することで代表サンプルを得ることができる。

　試料調製にはなるべく多くの量を調製することが必要であるが，調製量には限界があり，多くても1 kg程度である。一般的には100 g〜500 g程度が操作性もよく適当である。サンプリングされた量が多かったり，個体量が大きかったりする場合は縮分という操作を行い，適当な調製量に少なくすることができる。縮分にはそれぞれの食品に合った方法を選ぶ必要がある。

　任意に縮分する方法（箱に入った多数個から任意に採取する）を以下に示す。みかんや個包装のお菓子等で箱の中に多数個入っている場合，箱の中を均等に分かれるように想定し，その個々の空間から1個を取り出し合わせたものを試料とする（図1－1）。

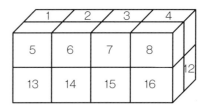

図1－1　箱に入った多数個から任意に採取する縮分

穀類, 豆類, 種実類, 及び粉体に用いる縮分方法（円錐四分法^{えんすい}, 二分器, 均分器）, 4／8 に縦割り縮分する方法, 1／3 に縮分する方法を以下のそれぞれの図に示す。

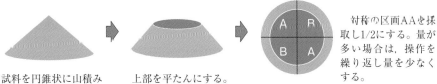

試料を円錐状に山積みにする。

上部を平たんにする。

対称の区画AAを採取し1/2にする。量が多い場合は, 操作を繰り返し量を少なくする。

円錐四分法

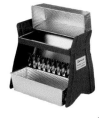

上部から試料を投入すると内部で均等に2分割されて, 両側に並べた2個の試料受器に回収される。この作業を繰り返すことにより, 必要なサンプル量を得ることができる。

二分器

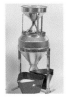

上部の円錐形ホッパーに試料を入れシャッターを開けると, 等分された仕切りを通って左右の排出口から均分されて試料が出てくる。

均分器

図1-2　円錐四分法, 二分器, 均分器

出典）二分器：ヴァーダー・サイエンティフィック, 均分器：不二金属工業より, それぞれ提供.

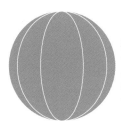

実がなっている状態で上下を判断する。重力で上部と下部で成分が異なることがあるので縦割りにする。

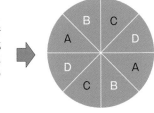

日当り等の状態で前面, 裏面で成分が異なることがあるので, AA, CCを採取し4/8にする。

図1-3　4/8に縦割り縮分

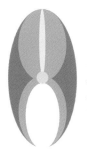

魚等は腹側や背中側, 内臓側や外側で成分が異なるので三枚に下ろして半身を使用する。

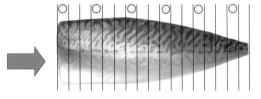

三枚に下ろしても大きい場合は縦に均等に切断し, 3個に1個の割合で採取する。

図1-4　1/3に縮分

2）調製部位

　調製できるまでに縮分された試料は, 目的成分とそれぞれの試料に合った調製方法を選択し調製を行う。また, 生鮮食品では除去する部位が出てくる。除去する部位は目的とす

第1章　食品の一般成分分析

1.　試料の調製と採取法

る成分や食習慣によっても変わるので注意が必要である。一般的に可食部という表現は食品分析ではあまり使われない。これは食べる部位は人によって異なることがあるためである。例えば，リンゴ等は皮を「食べる人」と「食べない人」がいるため可食部という「表現」は適当ではない。日本食品標準成分表でも可食部という「表現」ではなく廃棄部位(表1－1）としている。

表1－1　日本食品標準成分表の廃棄部位例

食品名	廃棄部位	食品名	廃棄部位
さつまいも	表皮，両端	スイートコーン	包葉，めしべ，穂軸
じねんじょ	表皮，ひげ根	ほうれんそう	株元
日本ぐり	殻（鬼皮），渋皮	いちご	へた，果梗
日本かぼちゃ	わた，種子，両端	う　め	核
カリフラワー	茎葉	うんしゅうみかん	果皮，じょうのう膜
セロリー	株元，葉身，表皮	バナナ	果皮，果柄
だいこん	根端，葉柄基部	りんご	果皮，果しん部
たけのこ	竹皮，基部	しいたけ	柄全体
たまねぎ	皮（保護葉），底盤部，頭部	まあじ	頭部，内臓，骨，ひれ等（三枚下ろし）

出典）文部科学省『日本食品標準成分表2020年版（八訂）』2020.

3）調製器具

　試料調製は多くの場合，調製器具を使用する。調製される食品に合った調製器具を選択しないと調製がうまくいかなかったり，かえって手間がかかったりする。また，食品の特性を理解していないと調製器具を使用したことで失敗することがある。例えば，チョコレートを高速で回転するミル等で粉砕すると回転と回転による熱とで油分が分離してしまう。以下に代表的な調製器具とその特徴を紹介する（図1－5）。

　a．ミ　　ル　　手軽に均質化できる。高速で回るため油分等の分離に配慮する。多少硬いものでも粉砕できる。パッキング付を使用すれば液体の混合にも使用できる。

　b．フードプロセッサー　　低速回転なので揚げ物等を油分の分離なく粉砕できる。大容量タイプのものはスクレイパーが付いているので壁面等に付着した試料をかき取りながら効率よく調製できる。

　c．ジューサーミキサー　　調製量が多くミルで粉砕困難なものに向いている。馬力もあるので固形物があっても粉砕できる。ガラス容器は硬いものを粉砕すると割れることがあるので，樹脂製か金属製のものを使用する。

　d．超遠心粉砕機　　試料を投入すると高速回転するロータに遠心力で飛ばされて衝撃粉砕され，更にロータ外周のリング状のスクリーンで剪断される。スクリーンを替えることで粒度の変更ができる。高速回転で粉砕する為，熱がかかりやすいので注意が必要である。

　e．カッティングミル　　試料を鉈で切り取るようにカットするので，干し肉等の前処理に有効である。前処理を目的とした機器なので裁断後さらに粉砕が必要である。

　f．包　　丁　　魚の皮や畜肉の筋等は機器では粉砕できないので，出刃包丁で叩いて

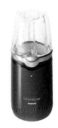
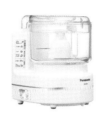
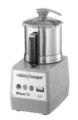

ミル　　　　　　　フードプロセッサー（左：家庭用，右：大容量）

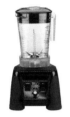
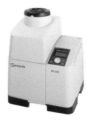
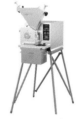

ジューサーミキサー　　　超遠心粉砕機　　　　カッティングミル

図1－5　様々な調製器具

出典）ミル：岩谷産業，フードプロセッサー（家庭用）：パナソニック，フードプロセッサー（大容量）：エフ・エム・アイ，ジューサーミキサー：エフ・エム・アイ，超遠心粉砕機：ヴァーダー・サイエンティフィック，カッティングミル：フリッチェ・ジャパンより，それぞれ提供.

細かくする。木製のまな板は木片が混入するので硬質樹脂のものを使用する。

4）試料調製時の注意事項

　試料調製に使用する機械・器具は汚染を防止するため，試料が接するところは容易に分解洗浄できるものを選択する。洗浄時は刃の裏側や軸部分に試料が残りやすいため入念にブラッシングすることが必要である。

　試料調製するには，目的成分や分析工程の知識，試料そのものの特性をふまえて行わなければならない。例えば一部の農薬やビタミン類は調製中に揮発，分解してしまうことがあるので，試料を大まかに裁断した後，揮発，分解を抑える試薬とともに粉砕し調製する。

　■参考文献■

菅原龍幸・前川昭男監修『新食品分析ハンドブック』建帛社，2000.

【演習問題】

　次の文章の中から正しい文章を選びなさい。

1．箱入りのみかんの採取方法は個体差がないので上から採取する。
2．10 kgの玄米は二分器を数回繰り返して縮分したのち調製する。
3．しいたけの可食部は傘の部分である。
4．イワシのような小型魚の場合も3枚に下ろした後，必ず縮分操作を行ってから調製する。
5．チョコレートはフードプロセッサーで状況を確認しながら粉砕する。

2. 水分の定量

1) 食品中の水分について

　水分は，人間が生命を維持するために必須の成分の一つである。人間の体の約60％は水分であり，これを維持するために水を飲み，食品から摂取する。人間は，食品を摂取することで，水分補給すると同時に，活動に必要なエネルギーを得る。人間と同様に微生物も水を活用して活動する。微生物には乳酸菌のように人間にとって有益な活動するものがおり，体調管理に活用できる。その一方で食品を変質させ，有害な成分を産出する微生物もいる。環境条件によるが，どちらも水を活用して増殖することから，食品中の水分を定量することで，増殖しやすい食品，あるいは増殖しにくい食品について知り，微生物を管理することは極めて重要な意味をもつ。

　水分は，食品を加熱すると水が蒸発してその分の重量が軽くなることを利用して定量する。しかしここで加熱により揮発する成分が存在すると，それも含まれることになる。つまり重量差から求めた結果は，純粋な水分の定量値とは限らない点に注意する。

2) 加熱乾燥法

　水の沸騰温度は気圧（圧力）と温度で決まる。例えば，日常生活において大気はほぼ1気圧であり，このとき水は100℃で沸騰する。しかし，標高が高い山の上で水を沸かすと100℃には到達せずに沸騰する。高い山の上では気圧が1気圧に達しないのがその理由である。

　水分の定量ではこの原理を活用し，温度と圧力を組み合わせた条件を複数決めている。圧力を大気圧のままとする常圧加熱乾燥法と減圧状態にする減圧加熱乾燥法がある。

　条件が複数必要となるのは，1気圧，100℃で加熱すると褐変等の化学変化が生じる食品があり，分析がうまくいかないためである。褐変は，成分の一部が加熱され，化学反応により，元とは別の物質に変化したことを示す。その際，物質が変わることによる重量変化が生じることがあり，水分の蒸発分だけの重量変化とは考えられなくなる。そこで，このような食品には，圧力を下げ，水が沸騰する温度を下げて，褐変を防ぎながら定量する。つまり，食品の特性に合わせた条件設定をできるようにする。このように，条件と定量値の組み合わせの関係をもった試験法を定義分析（約束分析）という。

　加熱乾燥法による水分分析の概略を次頁に示す。

〔加熱乾燥法フローチャート〕

【試験準備】

乾燥法の選択	常圧加熱乾燥法，減圧加熱乾燥法の選択，温度と圧力の選択。
乾燥器の準備	温度設定後，電源を入れて設定温度に庫内を昇温させる。
容器の準備（Y）	容器重量を事前に測定し恒量にする。乾燥器で加熱後，デシケーターで放冷し，重量（Y）を記録する。

【本試験】

試　料	均一化する。
重量記録（A）	容器ごと。試料と容器の重量。高水分含量の試料はケイ砂を加え，ケイ砂ごと容器重量をはかる。後述の（1）容器を参照のこと。
予備乾燥	高水分含量の試料は予備的に水分を蒸発させる。
	徐々にケイ砂が固くなる。適切な固さを保つ間にガラス棒で固まりを壊し，撹拌して再度水浴等で水分蒸発を促進する。
加熱乾燥	乾燥器
放　冷	デシケーター
重量記録（B）	試料の状態確認。
計　算	水分（g/100 g）＝（A−B）/（A−Y）× 100

日本食品標準成分表では，アルコール及び酢酸が揮発成分のため，これらを含む食品の水分を定量する場合，上記式の水分値からアルコール及び酢酸を減じた値を水分としている。アルコール及び酢酸は，別途定量する。

（1）容　器

　容器は，アルミ製容器（図1−6）を用いる。ただし，高水分含量の試料は，ガラス製容器を用いてもよい。この際，容器にケイ砂を20 g〜30 g程度入れ，撹拌用ガラス棒も入れてから容器重量をはかる。ケイ砂は乾燥助剤として用い，試料の特性に合わせてケイソウ土を使ってもよい。

　　a．電子天秤　　秤量100 g以上，最小表示0.1 mgのものを用いる。

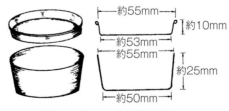

約55mm　約10mm
約53mm
約55mm　約25mm
約50mm

図1−6　アルミ製容器

出典）文部科学省科学技術・学術政策局政策課資源室監修『日本食品成分表2015年版（七訂）分析マニュアル・解説』建帛社，2016，p.11.

　b．デシケーター　　中板の径が20 cm～22 cmのもの。乾燥剤として加熱乾燥した青着色シリカゲルを入れて用いる。

（2）乾燥器

　a．電気定温乾燥器　　常圧加熱乾燥法で使用。強制循環通風式が一般的。

　b．減圧電気定温乾燥器　　減圧加熱乾燥法で使用。別途，真空ポンプが必要。

　図1－7に市販の乾燥器の一例を示す。

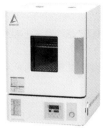 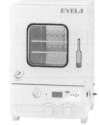

電気定温乾燥器　　減圧電気定温乾燥器

図1－7　乾燥器

出典）電気定温乾燥器：アドバンテック東洋，減圧電気定温乾燥器：東京理化器械より，それぞれ提供.

　食品ごとの測定条件の概要を表1－2に示した。この表は，『日本食品標準成分表2015年版（七訂）分析マニュアル・解説』に記載された条件を，概略としてまとめた。食品ごとの条件差を比較することを目的としたため，実分析の際には原著を確認して欲しい。

表1－2　水分の測定条件概略

食品名	乾燥法	採取量（g）	温度（℃）	時間
1．穀　　類	常圧	2～5	105, 135	1～5
2．いも及びでん粉類	常圧	3～10	100, 105, 135	1～5
3．砂糖及び甘味類 [注1]	常圧	2～5	105	3
	減圧	2～3	90, 100	3
4．豆　　類 [注1]	常圧	3～5	100, 105, 130, 135	1～3，恒量
	減圧	3～5	70, 100	5，恒量
5．種 実 類	常圧	5	130	2
6．野 菜 類（生鮮野菜）	減圧	5～7	70	5
7．果 実 類	減圧	3～5	70	5
8．きのこ類	常圧	2～5	105	5
	減圧	5	70	恒量
9．藻　　類	常圧	5	105	5，恒量
10．魚 介 類	常圧	5～7	105	5
11．肉　　類	常圧	3～5	135	2
12．卵　　類	減圧	2～5	100	恒量
13．乳　　類	常圧	3～4	100, 105	3～4
	減圧	3	100	恒量
14．油 脂 類 [注1]	常圧	3～5	105	3
15．菓 子 類	常圧	3～5	100, 105, 135	3～5，恒量
	減圧	3～5	70, 100	2，恒量
16．し好飲料類	常圧	3～5	100, 105, 110	恒量
	減圧	5	70	恒量
17．調味料及び香辛料類 [注1, 2]	常圧	2～5	105, 140	90分，1，3，恒量
	減圧	2～5	70	5，恒量
18．調理加工食品類	原則として主食材の試験方法を適用する			

注1）　カールフィッシャー法を使うこともある。
　2）　蒸留法を使うこともある。

　　出典）文部科学省科学技術・学術政策局政策課資源室 監修『日本食品成分表2015年版（七訂）分析マニュアル・解説』建帛社，2016. を簡略化して作成.

3）蒸 留 法

専用のガラス器具（図1−8）を用い，水と有機溶媒の共沸現象を利用して定量する方法である。水と混合しない有機溶媒中で試料を加熱し，有機溶媒とともに蒸気となった水を冷却回収して定量する。分析法の流れを以下に示す。

溶媒は，トルエン，シクロヘキサン等があり，各々の溶媒の特性を考えて選択するとよい。有機溶媒を用いるため，基本的にドラフト内で分析する。ただし，ベンゼンやクロロホルム等は健康面での影響が懸念されるものもあり，使用を控えるのがよい。

〔蒸留法フローチャート〕
【本試験】

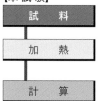

（試料A g）+有機溶媒：フラスコに試料採取後，有機溶媒加える。

ガラス器をセットし，試料と有機溶媒の入ったフラスコを加熱。

加熱終了後，目盛りを読む（B mL）。

$$水分（g/100 g）= \frac{B}{A} \times 100$$

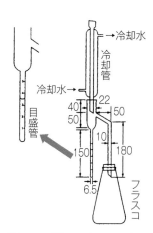

フラスコを加熱し，目盛管に回収された水の容積を読み取る。

図1−8　蒸留法の分析で用いるガラス器具やセット

出典）文部科学省科学技術・学術政策局政策課資源室 監修『日本食品成分表2015年版（七訂）分析マニュアル・解説』建帛社，2016，p.19.

4）カールフィッシャー法

カールフィッシャー法は加熱乾燥法とは測定原理が大きく異なる方法である。この方法は，水分と化学反応するヨウ素を指標として水分を定量する。そのため，加熱乾燥法と違い，揮発成分の影響を考える必要がない。また，加熱乾燥法より小さな桁まで定量することが可能であり，水分含量の少ない食品の水分定量に向いている。

カールフィッシャー法には容量法と電量法の2つがある。2つの違いを概略すると，容量法はカールフィッシャー試薬*の滴定量から水分を算出するが，電量法は滴定時の電量を指標として水分を算出する。電量法は容量法よりも低い濃度帯まで定量できるが，食品

を対象とする場合は容量法が適している。そこで，以降の説明は容量法として進める。

* **カールフィッシャー試薬**：ヨウ素，二酸化イオウ，塩基，及びアルコール等で構成された試薬。塩基には，ピリジンやイミダゾールが用いられ，アルコールには，メタノールやジエチレングリコールモノメチルエーテル等が用いられる。日本産業規格（JIS K 0113：2005）に調製方法が記載されているが，試料の種類に応じた試薬が各メーカーより市販されている。

カールフィッシャー法による反応式を以下に示す〔塩基はピリジン（C_5H_5N），アルコールはメタノール（CH_3OH）を使用した式である〕。

$$H_2O + I_2 + SO_2 + 3\,C_5H_5N \rightarrow 2\,C_5H_5NHI + C_5H_5NSO_3 \cdots\cdots\cdots (1)$$

$$C_5H_5NSO_3 + CH_3OH \rightarrow C_5H_5NHSO_4CH_3 \cdots\cdots\cdots\cdots (2)$$

上記式（1）から，H_2OとI_2が1：1に反応することがわかり，ヨウ素を調べることで，水分の定量が可能となることが分かる。ただし，水以外にアスコルビン酸，ヒドラジン誘導体，過酸化物等が定量を妨害することから，これらの成分含量が高い試料を測定する場合には，事前に除去する必要がある。

水分（g/100 g）は次の式を用いて算出する。

$$水分(g/100\,g) = \frac{C \times F}{10 \times A}$$

C：測定試料の水分を滴定するために要したカールフィッシャー試薬の容量（mL）
F：カールフィッシャー試薬の力価（mg/mL）
A：測定試料の質量（g）
10：g/100 gへ換算するための係数

カールフィッシャー法で分析する場合，市販の専用装置（図1-9）を使用することが一般的であることから，妨害物質の除去法を含め，実分析を行う前に，必ず取扱説明書を熟読して欲しい。

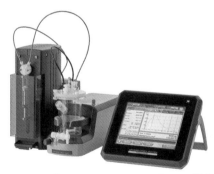

図1-9　市販のカールフィッシャー装置
出典）日東精工アナリテックより提供．

■**参考文献**■

文部科学省科学技術・学術政策局政策課資源室 監修『日本食品成分表2015年版（七訂）分析マニュアル・解説』建帛社，2016.

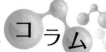 **コラム** 食品中の水分

　食品中の水分は栄養成分ではないが，食品の構造に関与し，食品の物性，食味，鮮度等に影響する。また，食品の成分の溶媒として成分変化に関与し，さらに食品の調理性や保存性にも影響する。穀類，豆類等の種実類は水分含量が4 ％〜16 ％，生鮮食品は60 ％〜98 ％と多い。

表　食品の水分含量

食品	水分含量%	食品	水分含量%
海藻類	89〜98	いも類	64〜83
きのこ類	88〜96	肉　類	46〜77
野菜類	86〜96	卵　類	71〜75
果実類	70〜90	穀　類	12〜15
乳　類	87〜89	豆　類	11〜16
魚介類	62〜88	種実類	4〜6

【演習問題】
　次の文章の中から正しい文章を選びなさい。
1. 水分の分析法は加熱乾燥法だけである。
2. 加熱乾燥法による水分の定量値は水分の絶対値である。
3. 食品を常圧加熱乾燥法で分析したところ乾燥後に褐色に変化したが，水分の結果として適切である。
4. カールフィッシャー法はヨウ素と水分の化学反応により定量する方法である。
5. 蒸留法は溶剤と水分の共沸現象を活用して水分を定量する方法である。

3. たんぱく質の定量

1) たんぱく質について

　たんぱく質（protein）は，生物の重要な構成成分のひとつである。ヒトでは，栄養学的には炭水化物，脂質とともに3大栄養素に分類され，体をつくる役割も果たしている。また，動物性たんぱく質（肉類，魚介類，卵類，乳類等）と植物性たんぱく質（穀類，豆類等）の2つに分類される。たんぱく質は，主として，アミノ酸からできており，アミノ酸の数は20種類ある。その中には，ヒトの体内で合成できないアミノ酸が9種類存在する。それらは，必須アミノ酸（不可欠アミノ酸：バリン，ロイシン，イソロイシン，メチオニン，トレオニン，リシン，ヒスチジン，フェニルアラニン，トリプトファン）と呼ばれ，食事から摂取することが必要である。この20種類のL-アミノ酸がペプチド結合により鎖状に多数結合（重合）してできた高分子化合物がたんぱく質である（図1-10）。

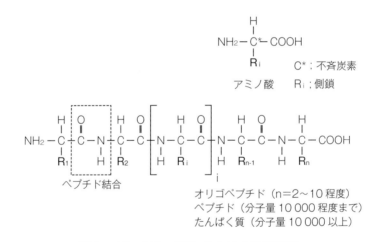

図1-10　アミノ酸とたんぱく質の構造

　たんぱく質を構成するアミノ酸は，不斉炭素*を中心にアミノ基，カルボキシ基，水素，側鎖（グリシンの場合は側鎖も水素であるため，不斉炭素とはならないことに注意）が結合した構造をとり，側鎖の構造により多様なアミノ酸が存在する。

　＊　**不斉炭素**：1つの分子中の炭素原子に4個の互いに異なる原子または原子団（官能基）が結合しているとき，この炭素原子を不斉炭素原子という。この場合には，光学異性体が存在する。

　ペプチドとは，2つのアミノ酸のアミノ基（-NH₂）とカルボキシ基（-COOH）とが水分子を1分子放出する脱水縮合して，酸アミド結合（ペプチド結合；-CO-NH-）を形成することでできる鎖状の重合体である。一般的には，アミノ酸2分子以上10分子程度まで結合したものをオリゴペプチド，これ以上で分子量10000程度までをポリペプチドといい，それ以上の分子量のものをたんぱく質と呼んでいる。ペプチドやたんぱく質は，アミノ酸

の結合数や結合順序，側鎖の種類により，極めて多様な分子を構成している。

　たんぱく質の構造は，一次構造（アミノ酸配列），二次構造（α-ヘリックス，β-シート，ランダム構造），三次構造（たんぱく質全体の立体構造），四次構造（サブユニット構造：多量体の形成）からなっている。二次構造，三次構造，四次構造は，結合エネルギーが比較的低いため，簡単な処理（加熱，溶液のpHの変化，圧力の変化，界面活性剤や有機溶媒の添加等）によって構造が変化しやすいし，変化させやすい。

　たんぱく質を扱う研究においては，たんぱく質の検出と定量は必要不可欠である。ただし，上記のように，たんぱく質の化学的構造が極めて多様であること，たんぱく質が溶解している溶液には，実験の目的に応じて様々な界面活性剤，還元剤，変性剤等が使用されており，これら共存物質が定量分析に影響を与えることから，これまでに，多種多様なたんぱく質の定量方法が開発されてきた。したがって，それらの原理と特徴を知り，実験の目的に応じて最適と考えられる方法を選択する必要がある。

2）含有窒素量に基づく定量法

　ケルダール（Kjeldahl）法とデュマ（Dumas）法は，たんぱく質中の窒素量を測定し，それにたんぱく質に換算する係数（表1-3）を乗じて，たんぱく質量を算出する方法である。両方法ともに，前処理（たんぱく質の分解）により生ずるアンモニアや窒素ガスを測定するため，分析時に他の成分の影響を受けにくく，得られる結果が安定していることが長所であり，国際的に広く採用されている（算定に用いられているたんぱく質換算係数も世界的にほぼ共通の値が適用されている。これは，動物起源のたんぱく質中の窒素構成比が約16％であるという研究結果に基づいている）。一方，窒素からたんぱく質換算する係数が食品により異なるため，加工食品等では必ずしも正しい値とはならないこと，カフェイン等の含窒素化合物や硝酸態窒素等もたんぱく質として計算されることが問題点である。

（1）ケルダール法

　ケルダール法は，ヨハン・ケルダール（Johan Kjeldahl）によって発明された化学物質中に含まれる窒素量を測定する方法である。原理としては，試料（たんぱく質を含む）に濃硫酸を添加して加熱分解し，含まれている窒素を全て硫酸アンモニウムに変換する。その後，過剰の水酸化ナトリウム溶液を加えてアルカリ性にし，さらに加熱して，発生するアンモニアを一定量の濃度既知の硫酸溶液に捕捉する。未反応の硫酸をアルカリで滴定して，アンモニアの量，すなわち窒素量を求める。この窒素量をたんぱく質量に換算する係数（表1-3）を乗じて，総たんぱく質量とする。

　ケルダール法は，正確で再現性が高いことから，最も基本的な窒素分析法として国際的に用いられ，特に，食品や鉱物に含まれる窒素の定量，水質調査等に用いられている。一方，硫酸や重金属触媒等，危険で環境負荷の高い試薬が必要であり，また分析に時間を要することから，今日ではより簡便なデュマ法が広く利用されている。

表1－3　窒素・たんぱく質換算係数

下記の食品以外については，通常6.25を用いる

食　品　名	換算係数
アーモンド	5.18
アマランサス，ナッツ類（アーモンド，ブラジルナッツ，らっかせいを除く），種実類（あさ，あまに，えごま，かぼちゃ，けし，ごま，すいか，はす，ひし，ひまわり）	5.30
ブラジルナッツ，らっかせい	5.46
ふかひれ，ゼラチン，腱（うし），豚足，軟骨（ぶた，にわとり）	5.55
小麦粉，フランスパン，うどん・そうめん類，中華めん類，マカロニ・スパゲッティ類，ふ類，小麦たんぱく，ぎょうざの皮，しゅうまいの皮	5.70
だいず，だいず製品（豆腐，竹輪を除く），えだまめ，だいずもやし，しょうゆ類，みそ類	5.71
小麦はいが	5.80
オートミール，おおむぎ，こむぎ（玄殻，全粒粉），ライ麦	5.83
こめ，こめ製品（赤飯を除く）	5.95
液状乳類，チーズを含む乳製品，バター類，マーガリン類	6.38

（2）デュマ法

　試料（たんぱく質を含む）を燃焼させて得られた窒素ガス（N_2）をガスクロマトグラフィーにより定量する方法である。試料に適当な量の酸素を供給し，高温で完全燃焼させる。燃焼によって生成した窒素酸化物（NOx），水分，二酸化炭素は，水分除去装置を経てキャリアガス（He）によって還元管に送られ，NOxはN_2に還元されるとともに，過剰の酸素は除去される。生成したガス中のN_2は，ガスクロマトグラフィー（熱伝導度検出thermal conductivity detector：TCD）により定量される。これを既知濃度の標準物質によりあらかじめ作成しておいた検量線を用いて，試料中の窒素として定量する。

　本方法は，ケルダール法と比べて，少量の試料で分析できること，非常に短時間での分析が可能であること，有害な試薬による試料の前処理を必要としないことが優れている。一方，少量の試料を扱う際には均質な調製が必要であること，装置が高価であることが問題点となる。

　原理的にみれば，ケルダール法は，窒素を含む有機物を分解してアンモニアを定量し，デュマ法は，試料を燃焼させ，無機物を含めた全窒素を定量するため，一般的には，後者の定量値の方が高値を示すことになる。

3）吸光光度法に基づく定量法
（1）紫外吸光光度法

　たんぱく質を構成するアミノ酸の中で，芳香族アミノ酸（フェニルアラニン，チロシン，トリプトファン）は，ベンゼン環等の芳香族基をもつため，280 nm〔nm（ナノメートル）は10^{-9} m〕付近の紫外光を吸収する性質をもっている。この性質を利用して，280 nmにおけるたんぱく質の吸光度を測定し，たんぱく質濃度を定量する。1 mg/mLのたんぱく質を

含んだ粗たんぱく質溶液の280 nmにおける吸光度の値は，光路長1 cmの光学セルを用いて測定すると，多くのたんぱく質で概ね1となる。この値を用いて，試料溶液中のたんぱく質濃度を定量できる。

　この方法の利点は，非常に簡便なこと，測定のための試薬等を使用しないので，測定後の試料溶液を回収して使用できること，である。問題点としては，たんぱく質により芳香族アミノ酸の含有量が違うので，吸光度が変動すること，それらをもたないたんぱく質（コラーゲン，ゼラチン等）は測定できないこと等，があげられる。さらに，芳香族アミノ酸と同じ波長の領域に光吸収をもつたんぱく質以外の物質の混入は，たんぱく質の定量分析を妨害する。特に，核酸は，260 nmに極大吸収波長をもつと同時に，280 nmにも吸収帯があるため，少量の核酸の混入でも，たんぱく質の定量分析に大きな影響を与える。A280/A260＜1.5のときは核酸の混入が考えられるので，別の定量法を検討する必要がある（A280は280 nmにおける吸光度，A260は260 nmにおける吸光度を示す）。

（2）ビウレット法

　ビウレット法は，ビウレット（Biuret：NH₂-CO-NH-CO-NH₂）が銅イオンとキレート錯体を形成することに基づくものである。アミノ酸が3分子以上つながったトリペプチド以上のオリゴペプチドまたはたんぱく質と硫酸銅（Cu²⁺）溶液を，酒石酸カリウムナトリウム塩を含むアルカリ性条件下で混合すると，ペプチドまたはたんぱく質中の4つから6つのペプチド結合あたり1分子のCu²⁺と青色の四座配位複合体を形成する（図1－11）。その後，Cu²⁺はCu⁺に還元される。この溶液の540 nmにおける吸光度を測定し，たんぱく質の定量を行う。この呈色は，たんぱく質中のペプチド結合の数に比例するので，既知濃度の標準たんぱく質溶液によりあらかじめ作成しておいた検量線を用いることによって，たんぱく質を定量できる。

　ビウレット法の利点として，たんぱく質の単位質量あたりのペプチド結合数は，たんぱく質の種類が異なっていてもほぼ一定であるため，上述の紫外吸光光度法と比較して，たんぱく質の種類による定量の差が小さいことがあげられる。しかし，定量範囲が5〜160 mg/mLであり検出感度が低く，低濃度試料の測定には適さない。また，高濃度のト

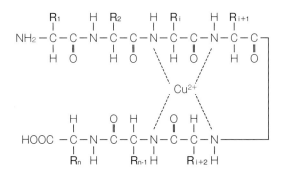

図1－11　ビウレット反応による四座配位複合体

リス緩衝液，アミノ酸，スクロース，アンモニウムイオン等は，発色反応に影響を与えるため，測定の誤差につながるという問題点がある。

（3）ローリー法

ローリー（Lowry）法は，前述のビウレット法を改良し，検出感度を飛躍的に向上させた方法で，ビウレット試薬とフェノール類の検出を目的に開発されたフォリン・チオカルト（Folin-Ciocalteu）試薬（リンモリブデン酸とリンタングステン酸を酸性溶液に溶解したもの）を組み合わせたものである。原理としては，まずアルカリ性条件下，ビウレット試薬をたんぱく質溶液に添加すると，ビウレット試薬中のCu^{2+}とたんぱく質を構成するペプチドが錯体を形成する。次に，フォリン・チオカルト試薬を添加すると，たんぱく質中のトリプトファン，チロシン，システイン，ヒスチジン，アスパラギンの5つのアミノ酸によって，リンモリブデン酸とリンタングステン酸が還元され，青色の発色強度が高まる。このときの650 nm～750 nmにおける吸光度を測定し，既知濃度の標準たんぱく質溶液であらかじめ作成した検量線を用いることによって，たんぱく質を定量できる。青色の発色は，室温で約30分間持続するので，この時間内で測定を行う。

ローリー法によるたんぱく質の定量範囲は1～1500 μg/mLであり，ビウレット法と比較して検出感度が高く汎用性が高い。しかし，たんぱく質とビウレット試薬，フォリン・チオカルト試薬との反応に時間を要するため（約40分間），他の分析方法と比較して測定に長時間を要する。また，ローリー法は還元反応を利用した方法であるため，他の還元物質（チオール類，フェノール類等）により発色が妨害される他，たんぱく質を調製する際に用いる緩衝液中の成分（界面活性剤，グリセロール，トリシン，EDTA，トリス等）は，ローリー法に干渉して沈殿物を生じさせる。また，トリプトファンとチロシン以外の遊離のアミノ酸では発色は起こらないが，通常ペプチド結合が2つ以上あれば発色が検出できるといわれているので注意が必要である。

（4）BCA法

BCA法は，ローリー法を改良した方法で，Cu^+に対して特異性の高いビシンコニン酸（bicinchoninic acid：BCA）を用いており，たんぱく質の可溶化に用いられるSDS, Triton-X等の界面活性剤が共存していてもたんぱく質の定量分析を行うことができる分析方法である。BCA法の原理は，上述のビウレット法及びローリー法と同様，まず，アルカリ性条件下でたんぱく質がCu^{2+}と錯体を形成し，たんぱく質中のトリプトファン，チロシン，システインによってCu^{2+}はCu^+に還元される。このときに還元されて生じたCu^+の量は，たんぱく質量に比例する。次に，BCAを添加すると，BCA 2分子がCu^+に配位することによって，562 nmに強い吸収を示す青紫色の錯体を形成する（図1-12）。このときの吸光度を測定し，既知濃度の標準たんぱく質溶液であらかじめ作成した検量線を用いることによって，たんぱく質を定量できる。BCAの定量範囲は1～2000 μg/mLであり，広い濃度範囲で直線性を示し，かつ検出感度が高い。また，呈色反応は，界面活性剤，尿素や塩化グアニジン等のたんぱく質の変性剤による影響を受けにくいことが利点である。

一方，BCA法は，Cu^{2+}からCu^+への還元反応及びBCAとCu^+の錯形成反応に基づいているため，EDTAやEGTA等のキレート試薬，ジチオスレイトール（DTT）や2-メルカプトエタノール（2-MeSH）等の還元剤，グルコース，リン脂質，硫酸アンモニウム等により，たんぱく質の定量分析が阻害されることが問題点である。〔最近では，たんぱく質実験で使用される一般的な濃度の還元剤（例：DTTまたは2-MeSH）が共存可能な方法も開発されている〕。

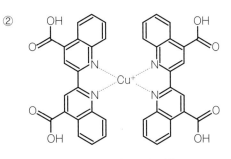

① たんぱく質 ＋ Cu^{2+} $\xrightarrow{OH^-}$ Cu^+

②

図1-12　BCA法

表1-4　吸光光度法に基づくたんぱく質の定量法（まとめ）

測定法	測定原理	検出波長	定量範囲	妨害物質	特　徴
紫外吸光光度法	芳香族アミノ酸（F,W,Y）[注1]の吸収	280 nm	50-2000 μg/mL	核酸，遊離の芳香族アミノ酸	簡便，試料の回収可能
ビウレット法	たんぱく質とCu^+の錯体形成による呈色	540 nm	5-160 mg/mL	トリス緩衝液，遊離アミノ酸，スクロース，アンモニウムイオン	測定操作が簡便，たんぱく質による発色程度の差が小さい，検出感度は低い
ローリー法	ビウレット法とフォリン・チオカルト法の組み合わせ	750 nm	1-1500 μg/mL	還元剤，界面活性剤，グリセロール，トリシン，EDTA，トリス	検出感度が高い，測定操作が煩雑，たんぱく質により発色程度に差
BCA法	たんぱく質により還元されたCu^+とBCAとの錯体形成による呈色	562 nm	1-2000 μg/mL	還元剤，リン脂質，グルコース，硫酸アンモニウム	検出感度が高い，測定操作が簡便，たんぱく質による発色程度の差が小さい

注1）F：フェニルアラニン，W：トリプトファン，Y：チロシン

出典）鈴木祥夫「総タンパク質の定量法」ぶんせき，1，2018，pp.2-9.

4）機器等を用いた定量法：ペプチド・アミノ酸の測定

（1）高速液体クロマトグラフィー（HPLC）

　一般に，たんぱく質，ペプチド，アミノ酸を分離・分析するには，逆相系カラムを用いて，紫外（UV）吸光光度法で検出する方法が考えられる。このときに，カルボキシ基（-COOH）の200 nm〜210 nmでの吸収を利用するが，特異性が低いため，アミノ基に対して選択的に反応するような誘導体化試薬を用いた誘導体化法（図1-13）が古くから使われている。

　a．プレカラム誘導体化法（プレラベル法）　　プレカラム誘導体化法は，HPLCに試料

第1章　食品の一般成分分析

3．たんぱく質の定量

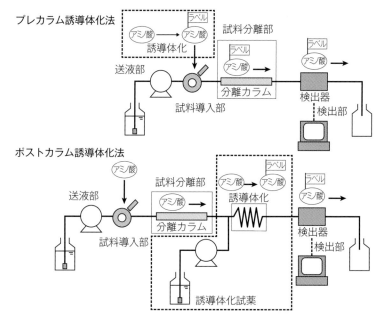

図1−13　プレカラム誘導体化法とポストカラム誘導体化法

を導入する前にアミノ酸を誘導体化し，その生成物をHPLCで分離・検出する方法である。この方法は，一般に，反応系を小さく設定することで試薬消費量を少なくできる。そのため，高価な試薬の使用が可能となり，（ポストカラムに比べて）低いバックグラウンドとあいまって高感度化が可能である。仮に未反応の誘導体化試薬が検出されても，カラムで分離されれば，分析に問題は生じない。ただし，試料と誘導体化試薬とが直接，混合されることから，反応効率（収率）が試料マトリクス（共存成分や溶媒等の種類）の影響を受けやすい。これらのことから，プレカラム誘導体化法は，試料の種類をある程度限定した上で高感度分析を目指すのに適した方法といえる。

　アミノ酸分析用の代表的なプレカラム誘導体化試薬として，o−フタルアルデヒド，イソチオシアン酸フェニル〔フェニルイソチオシアネート（phenyl isothiocyanate）：PITC〕，ニンヒドリン，フルオレサミン，ダンシルクロライド等がある（図1−14）。反応操作は様々で，室温で単に混合するだけで速やかに反応が進行するもの（フェニルイソチオシアネート，及びo−フタルアルデヒドによる誘導化）や反応に加熱が必要なもの（ニンヒドリンによる誘導化）がある。

　なお，反応生成物の分離には，分離性能が高いため，多くの場合逆相クロマトグラフィーが用いられる。通常，アミノ酸のような親水性の高い物質の分離では逆相法は不向きとされているが，プレカラム誘導体化法では，カラムへの導入以前の誘導体化によってアミノ酸に疎水性の高い官能基を修飾できるため，逆相法による分離が可能になる。

　b．ポストカラム誘導体化法（ポストカラム法）　　ポストカラム誘導体化法は，カラムでアミノ酸を分離した後，誘導体化試薬を送液，混合して反応させ，最後に検出器に導く

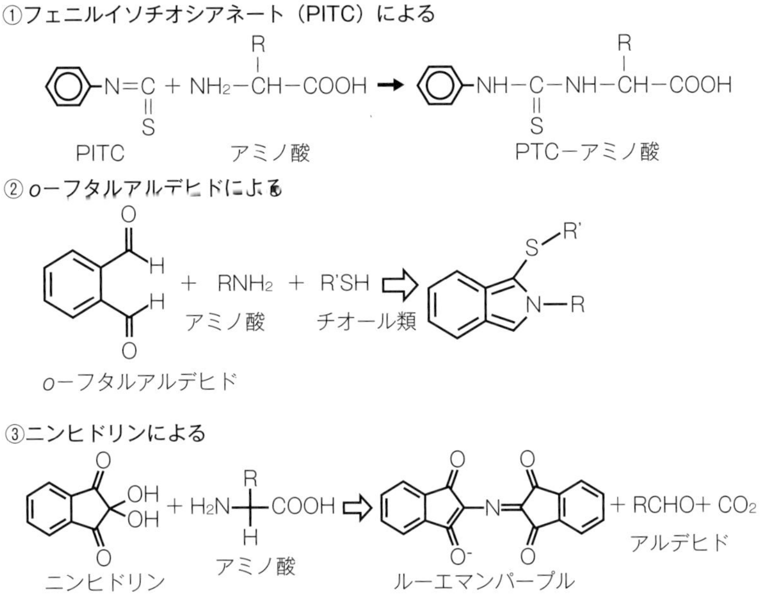

①フェニルイソチオシアネート（PITC）による

②o－フタルアルデヒドによる

③ニンヒドリンによる

図1－14　アミノ酸の誘導体化反応

方法である。この方法は，反応が自動化できるため，定量性・再現性に優れている。反応前に試料成分がカラムで分離されるため，反応効率が試料マトリクスの影響を受けにくく，広範囲の試料に適用できることも利点である。ただし，高感度化しにくいこと，反応試薬が連続的に検出器に流れ込むため，未反応試薬は検出されてはならず，使用できる試薬の種類が限られていること，分析中は反応試薬を常に送液しているため，試薬消費量が多いことが問題点である。これらから，ポストカラム誘導体化法は，いったん反応系を最適化してしまえば広範囲の試料に適用でき，定量性に優れたルーチン分析向きの手法といえる。

　現在アミノ酸分析用に用いられている試薬は，o－フタルアルデヒドとニンヒドリンのほぼ2種類に限られている（図1－14）。前者は蛍光検出，後者は可視吸光度検出となる。

　分離にもっともよく用いられるのは，陽イオン交換クロマトグラフィーである。アミノ酸はアミノ基とカルボキシ基の両方を有するので，陽イオン交換では酸性の強いもの（陰イオンになりやすいもの）ほど早く溶出し，塩基性の強いもの（陽イオンになりやすいもの）ほど遅く溶出する。親水性の高いアミノ酸は，逆相法では十分な保持や選択性が得られない可能性があるが，陽イオン交換法を使うことによって，複数のアミノ酸を効率よく分離することができる。

　また，アミノ酸分析に用いられる誘導体化試薬はアミノ基に対して反応性を有するため，一般的なアミン類に対しても反応し，それらをピークとして検出してしまう可能性がある。アミン類は多くの場合カルボキシ基のような陰イオン性の官能基をもたないため，アミノ酸よりは塩基性が強く，陽イオン交換においてはアミノ酸類よりも遅く溶出する。

すなわち，陽イオン交換を使うことにより，アミン類がアミノ酸の定量を妨害することがなくなるわけである。このように，通常のアミノ酸分析では，アミン類及びアミノ酸類を分離できる陽イオン交換クロマトグラフィーと，アミノ基に対して選択的に反応するポストカラム誘導体化を組み合わせている。

（2）電気泳動法

　電気泳動（electrophoresis）によるたんぱく質の分析は，1930年代にウィルヘルム・ティセリウス（Wilhelm Tiselius）によって水溶液中でのたんぱく質の移動度を調べる方法として確立された。その後，ろ紙（セルロースアセテート膜を含む）やでん粉ゲル，次いで，アガロースゲル，ポリアクリルアミドゲル等の担体を用いた電気泳動に発展した。原理的には，荷電をもつ分子が電場の中を移動する現象（「分子ふるい」効果）を利用して，たんぱく質を分離する。分離されたたんぱく質の検出には，染色法が利用される。クーマジー・ブリリアント・ブルー（coomassie brilliant blue：CBB）染色は，定量的に染色され，簡便で（染色液に浸漬するだけ），安価であるので，よく用いられる。染色原理は，CBB色素とたんぱく質のアミノ基が電気的に結合すること，ファン・デル・ワールス力による相互作用で結合することと考えられている。検出限界は10 ng〜100 ng/バンドである。一方，銀染色法は，さらに感度よくたんぱく質を染色でき，検出限界は100 pg〜1 ng/バンドである。本法では，銀イオン（硝酸銀）が，たんぱく質の官能基〔特に，カルボン酸（アスパラギン酸やグルタミン酸），イミダゾール（ヒスチジン），スルフヒドリル（システイン），アミン（リシン）等〕と相互作用することによりたんぱく質を染色する。

　染色後に，たんぱく質量が既知である分子量マーカーのバンドシグナルの強度との比較を行い，たんぱく質量を算出できる。

（3）アミノ酸シークエンサー

　アミノ酸シークエンサー（ペプチドシークエンサー，プロテインシークエンサーも同じ意味で使用されている）は，たんぱく質のアミノ酸配列（シークエンス，一次構造）を自動的に解析する装置で，アミノ酸をN末端から順次1分子ずつ切断する反応（エドマン分解）と切断されたアミノ酸をHPLCで分析・同定する工程で構成されている。

　エドマン分解では，まず，たんぱく質あるいはペプチドのN末端部分の遊離アミノ基にフェニルイソチオシアネート（PITC）を反応させる（カップリング反応）。そして，フェニルチオカルバミル（phenyl thiocarbamyl：PTC）誘導体とし，次いで，トリフルオロ酢酸（trifluoroacetate：TFA）によってアニリノチアゾリノン（anilinothiazolinone：ATZ）－アミノ酸として遊離させる（切断反応）。さらに，酸性下で安定なフェニルチオヒダントイン（phenyl thiohydantoin：PTH）－アミノ酸に変換して（コンバージョン反応），それをHPLCに導入して分析・同定する（図1−15）。

　アミノ酸1分子を切断するのに必要な時間は30〜50分程度で，コンバージョン反応とHPLC分析は次のエドマン分解と並行して行うことが可能である。解析可能なアミノ酸数は試料によって異なるが，通常は20〜50個程度である。したがって，たんぱく質を酵素分

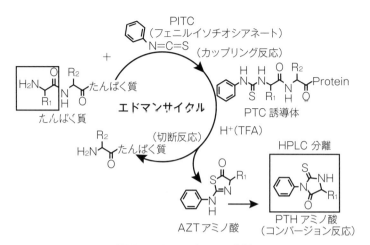

図1−15　エドマン分解

解して得られるペプチドを単離し，これらのアミノ酸配列を決定して，部分的に同じ配列をもつペプチドをつなぎ合わせることにより，たんぱく質の全アミノ酸配列を決定できる。これを基にたんぱく質の分子量が精度高く算出できる。

　また，電気泳動で分離したたんぱく質をフィルムに転写（ブロッティング）し，目的のたんぱく質が吸着した部分を切り取ってそのまま配列分析を行う手法もよく使用される。ただし，エドマン分解では，全ての結合が均等に反応しない場合があり，プロリル結合，アスパラギン−グリシン結合等では収量が低下するといわれている。また，N末端のアミノ基が修飾されている場合や環状ペプチドである場合には，エドマン法による分析はできないので，それぞれに特異的な化学的あるいは酵素的な脱離法を用いなければならない。

【演習問題】
　次の文章の中から正しい文章を選びなさい。
1．紫外吸光光度法は，たんぱく質に含まれる核酸が280 nm付近の紫外光を吸収する性質を利用している。
2．ビウレット法は，たんぱく質中のペプチド結合がCu^{2+}と複合体を形成する性質を利用している。
3．ローリー法は，他のたんぱく質の定量法に見られるような妨害物質は，ほとんどない。
4．HPLCを用いてペプチドやアミノ酸を定量する場合，o−フタルアルデヒドのような化合物で蛍光誘導体化するため，誘導化前に比べて感度が低下することが問題となる。
5．アミノ酸シークエンサーを用いた分析法では，たんぱく質を酵素分解したペプチドのアミノ酸配列を決定し，部分的に同じ配列をもつペプチドをつなぎ合わせて，たんぱく質の全配列を決定する。

4. 脂質の定量

1）脂質について

　脂質は水に不溶でエーテル，石油エーテル，クロロホルム，ヘキサン等の有機溶媒に可溶な物質の総称である。食品中の脂質の定量は，有機溶媒で脂質を抽出し，溶媒留去後の残留物重量を測定する方法が用いられている。脂質は生物の貯蔵エネルギー，細胞膜構成成分，生理活性物質の前駆体及び皮膚，表皮の保護物質として機能しているため，食品に含まれる脂質は栄養学的・生理学的に重要な成分であり，それらの詳細な分析が不可欠となっている。

　脂質は，一般に脂肪酸とアルコール類のエステル化合物であり，成分と構造の違いによって，表1－5のように単純脂質，複合脂質，誘導脂質，その他の脂質に分類される。

表1－5　脂質の分類

単純脂質	脂肪酸とアルコールのエステル ①　アシルグリセロール：脂肪酸とグリセロールのエステル 　　モノアシルグリセロール 　　ジアシルグリセロール 　　トリアシルグリセロール（中性脂肪） ②　ロウ（ワックス）：脂肪酸と脂肪族アルコールのエステル ③　ステロールエステル：脂肪酸とステロールのエステル
複合脂質	脂肪酸とアルコール以外にリン酸，アミノ酸，糖等が結合している ①　リン脂質 　　グリセロリン脂質 　　スフィンゴリン脂質 ②　糖脂質 　　グリセロ糖脂質 　　スフィンゴ糖脂質
誘導脂質	①　脂肪酸 ②　脂肪族アルコール ③　ステロール
その他の脂質	①　炭化水素 ②　脂溶性色素 ③　脂溶性ビタミン

　脂質を構成している重要な要素が脂肪酸である。脂肪酸は，炭化水素鎖の末端にカルボキシ基（-COOH）を有し，炭素数4以下を短鎖脂肪酸，6～10を中鎖脂肪酸，12以上を長鎖脂肪酸と呼ぶ。また，炭化水素に二重結合をもたないものを飽和脂肪酸，二重結合をもつものを不飽和脂肪酸と呼び，そのうち，二重結合を1つもつものを一価不飽和脂肪酸，2つ以上もつものを多価不飽和脂肪酸と呼ぶ。

　さらに多価不飽和脂肪酸は，二重結合の部分が炭化水素鎖のメチル基（-CH₃）末端から3番目にあるものをn－3系脂肪酸（オメガ3脂肪酸），6番目にあるものをn－6系脂肪

表1−6　食品群別脂質定量法

	五訂日本食品標準成分表	日本農林規格法	栄養表示基準	食品衛生法
エチルエーテル法（ソックスレー抽出法）	種実（多脂質），香辛料（粉末），魚介類およびその加工食品，香辛料（練り），藻類，果汁類，砂糖類，キャンデー，みそ，納豆，しょうゆ，食酢，つゆ類	植物性タンパク質，チルドギョウザ類，調理冷凍食品，ドレッシング，マーガリン類	肉，魚，種実（脂質の多いもの），みそ，納豆，ジャム，果実類，マヨネーズ，ドレッシング	
クロロホルム・メタノール混液	ダイズおよびダイズ加工品，卵類		ダイズおよびダイズ製品（みそ，納豆は除く）	
酸分解	穀類およびその加工食品，いもおよびデンプン，菓子類，種実（低脂質），野菜，ダイズ以外の豆類，きのこ類，調理加工食品，藻類，茶，ソース，トマト加工品		穀類，パン，マカロニ，いもおよびデンプン，種実（脂質のないもの），豆類，野菜，きのこ類，藻類，調理加工食品	
その他	乳，乳製品			乳および乳製品

出典）日本油化学会編『油化学便覧 第四版』丸善，2001，p.349.

酸（オメガ6脂肪酸），9番目にあるものをn−9系脂肪酸（オメガ9脂肪酸）と呼ぶ。特にn−3系脂肪酸，n−6系脂肪酸には，様々な生理機能が知られており，それらの分析は重要である。

　食品中の脂質には，他の様々な組織成分と結合していたり，リン脂質を多く含む食品や水分量の高い食品等，抽出方法は対象食品によって異なる。また，抽出の際に，試料を粉砕，磨砕等により均質化する必要がある。表1−6に食品群別脂質定量法を記載する。

　なお，脂質の定量法について本書では，もっとも一般的なソックスレー（Soxhlet）抽出法について説明する。

2）ソックスレー抽出法

　ソックスレー抽出法は，比較的脂質含量が高く，組織成分と結合した脂質の少ない食品や粉末あるいは粉末にしやすい食品に適している。

　抽出装置は，図1−16のように，定量びん，抽出管，冷却管がそれぞれすり合わせで連結される。試料を入れた円筒ろ紙を脱脂綿で軽く栓をして抽出管に入れる。定量びん中のエーテルが加温によって蒸気になり，側管を通って冷却管に達する。冷却管は矢印の方向に冷却水を通じてあるため，内部で冷却液化され抽出管に落下する。抽出管内にエーテルが溜まり円筒ろ紙全体を浸し，試料中の脂肪を抽出する。この部分に溜まったエーテルは，向かって右側のサイフォン上部に達するとサイフォンを通じて定量びんの中へ流入する。この繰り返しで定量びんの脂肪濃度は次第に高まり，ついには試料中の脂肪がすべてエーテルに溶解し，定量びんに移る。

【操　作】

　円筒ろ紙は抽出管の内径より2mm～3mm小型のものがよく，またその高さもサイフォンの最上部より2mm～3mm下部になるようにする。もし，円筒ろ紙が長い場合には切断して用いる。これは，サイフォンの最上付近までしかエーテルが溜まらないため，それ以上にろ紙が長いと，その部分はエーテルに浸らないことになるためである。試料を円筒ろ紙に秤量し，脱脂綿を円筒ろ紙に軽く詰めてふたをする。

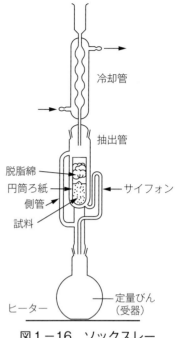

図1−16　ソックスレー
抽出装置

　次に，100℃～105℃の電気乾燥器で2～3時間乾燥後，抽出管に入れる。事前に定量びんを100℃～105℃で1～2時間乾燥し，デシケーター内で放冷後，恒量W_0gを求めておく。これにエーテルを約2/3容入れ冷却管と抽出管を連結し，冷却管の通水を開始する。そして，エーテルを加温し，8～16時間抽出を行う。抽出完了後，円筒ろ紙を抽出管からピンセットで取り出し，定量びんに残るエーテルを抽出管に移すために装置を連結後，再び加温を続行する。定量びんのエーテルが十分に抽出管に移った後，定量びんを取り外し，湯浴上でエーテル臭がしなくなるまで加温し，定量びん中のエーテルを完全に蒸発させる。最後に定量びんの外側をガーゼで拭き，100℃～105℃で1時間乾燥させる。定量びん内にエーテルが残った状態で乾燥すると危険なため，エーテル臭がなくなったことを確認してから乾燥器に入れて乾燥する。その後，デシケーター内で放冷し，秤量してW_1gを求める。

【計　算】

　以下の式から求める。

$$脂質(g/100g) = \frac{W_1 - W_0}{S} \times 100$$

W_0：恒量とした定量びんの重量(g)
W_1：抽出・乾燥後の(粗脂肪+定量びん)の重量(g)
S　：試料採取量(g)

3）油脂の特数・変数

　油脂は保存状態や使用状況によって酸敗や変敗が起こり，食品としての価値が低下するばかりでなく，人体にとって有害である。油脂の化学的特徴の指標には，ケン化価，ヨウ素価があり，変質の程度の指標である変数には，酸価，過酸化物価，カルボニル価等がある。

（1）ケン化価

　油脂を水酸化カリウム等のアルカリで加熱すると加水分解されてグリセロールとセッケ

ン（脂肪酸のアルカリ塩）を生じる。この反応をケン化という。ケン化価とは，油脂1gを
ケン化するのに必要な水酸化カリウムのmg数である。ケン化価は油脂を構成する脂肪酸
の平均分子量を反映するため，脂肪酸の分子量が小さい油脂は水酸化カリウムの消費量が
多くなり（ケン化価は大きくなり），脂肪酸の分子量が大きい油脂は水酸化カリウムの消費
量が少なくて済む（ケン化価は小さくなる）。したがって，短鎖脂肪酸の多いパーム油，乳
脂では値が大きく，長鎖脂肪酸の多いなたね油やタラ肝油では値が小さくなる。また，脂
肪酸の炭素数が同じであれば，不飽和脂肪酸の方が分子量は小さくなるので，ケン化価は
大きくなる。

$$
\begin{array}{ccc}
CH_2O \cdot OCR_1 & & CH_2OH \\
| & \xrightarrow[\text{加熱}]{\text{ケン化}} & | \\
CHO \cdot OCR_2 + 3KOH & & CHOH + 3R \cdot COOK \\
| & & | \\
CH_2O \cdot OCR_3 & & CH_2OH
\end{array}
$$

油脂　水酸化カリウム　　　グリセロール　セッケン

図1－17　トリグリセリドのケン化とセッケンの形成

　図1－17から，油脂1molをケン化するのに水酸化カリウム（KOH）は3mol必要なの
で次のような式になる。

　　　　油脂1mol：KOH 3mol ＝ 1g：ケン化価(g)

Mを油脂の平均分子量，KOH＝56.1として，これを質量に変換すると，次のようになる。

　　　　油脂の平均分子量(M)：(3 × 56.1 × 1000)(mg) ＝ 1 (g)：ケン化価(mg)

つまり，以下のように求めることができる。

$$
\text{ケン化価} = \frac{56.1 \times 3 \times 1000 \times 1}{M}
$$

　この式から，

$$
\text{油脂の平均分子量(M)} = \frac{56.1 \times 3 \times 1000}{\text{ケン化価}}
$$

$$
\text{脂肪酸の平均分子量} = \frac{\text{油脂の平均分子量(M)} - \text{グリセロールの分子量}}{3}
$$

であり，ケン化価は油脂を構成する脂肪酸の平均分子量を示す尺度である。

【操　作】

　200mLの三角フラスコに試料1.5g～2.0gを採取し，精秤する。0.5mol/L水酸化カリウ
ム－エタノール溶液を加える。三角フラスコを還流冷却器付き湯浴で30分沸騰させた後，
冷却し，冷却管をはずして，フェノールフタレイン指示薬を数滴加え，0.5mol/L塩酸標
準液で滴定する。溶液の微紅色が消え，30秒間続いたところを終点とする。なお，本試験
と同様に空試験を行う。

【計　算】

以下の式から求める。

$$ケン化価 = \frac{28.05 \times (B - A) \times f}{S}$$

A：本試験の0.5 mol/L塩酸標準液の滴定値（mL）
B：空試験の0.5 mol/L塩酸標準液の滴定値（mL）
f：0.5 mol/L塩酸標準液の力価
S：試料採取量（g）
28.05：0.5 mol/L塩酸標準液 1mLに相当する水酸化カリウムのmg数

表1－7　主な油脂の脂肪酸組成（%）と特徴

	12:0 ラウリン酸	14:0 ミリスチン酸	16:0 パルミチン酸	18:0 ステアリン酸	18:1 n-9 オレイン酸	18:2 n-6 リノール酸	18:3 n-3 α-リノレン酸	20:5 n-3 イコサペンタエン酸	22:6 n-3 ドコサヘキサエン酸	融点 (凝固点) (℃)	ケン化価	ヨウ素価
植物油												
大豆油			10	4	24	54	8			－ 7～－ 8	188～196	114～138
なたね油		4	2		58	22	11			0～－12	167～180	94～107
とうもろこし油			11	2	33	52	1			－10～－15	187～198	88～147
綿実油	1		20	2	19	57				4～－ 6	189～197	88～121
米ぬか油			16	2	41	37	2			－ 5～－10	179～196	99～103
ひまわり油			7	4	18	70	1			－16～－18	186～194	113～146
あまに油			7	3	15	15	61			－18～－27	187～197	168～190
オリーブ油			10	3	74	11				0～6	185～197	75～90
植物脂												
パーム油		1	43	5	41	10				27～50	196～210	43～60
やし油	47	18	10	3	7					20～28	245～271	7～16
カカオ脂			26	35	35	3				32～39	189～202	29～38
動物脂												
牛脂		4	30	25	35	1				35～50	190～202	25～60
豚脂		1	29	15	43	9	1			28～48	193～202	46～70
牛酪脂	4	13	33	13	26	2	1			28～38	210～245	25～47
人乳脂	11	10	21	4	24	15	2			30～32	205～209	36～47
魚油												
イワシ油		7	16	5	14	2	1	12	20	―	188～205	163～195
タラ肝油		5	13	2	26	1	―	13	6	―	175～191	143～205

出典）日本油化学会編『油化学便覧 第四版』丸善, 2001. 及び文部科学省『日本食品標準成分表2015年版(七訂) 脂肪酸成分表編』2015を参考に作成.

（2）ヨウ素価

不飽和脂肪酸の二重結合にはヨウ素等のハロゲン類は容易に付加される。ヨウ素価とは，油脂を構成する脂肪酸の不飽和度を示すもので，油脂100 gに付加するヨウ素のg数で表したものである。したがって，この値が大きいほど試料中の脂肪酸の不飽和度が高い（二重結合の数が多い）ことを示している。油脂の二重結合1つでヨウ素が1つ結合することができる。

油脂 1 mol：n × ヨウ素 1 mol ＝ 100 g：ヨウ素価（g）

油脂の平均分子量をMとして，これを質量に変換すると，次のようになる。

油脂M（g）：（n × 254）（g）＝ 100 g：ヨウ素価（g）

つまり，以下のように求めることができる。

$$\text{ヨウ素価} = \frac{254 \times n \times 100}{M}$$

ヨウ素価は，一般的に飽和脂肪酸を多く含む油脂では低く，不飽脂肪酸を多く含む油脂では高くなり，ヨウ素価が高い油脂は酸化を受けやすい。植物油ではヨウ素価100以下を不乾性油，100〜130を半乾性油，130以上を乾性油と呼んでいる。

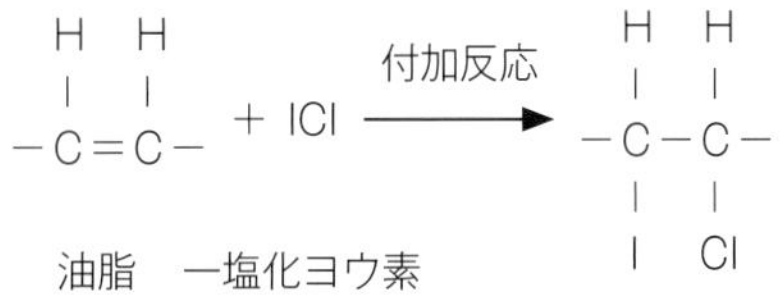

図1−18　脂肪酸二重結合への一塩化ヨウ素の付加

【操　　作】

300 mLの共栓付き三角フラスコに試料を0.1 g〜1.0 g採取し，精秤する。そこにクロロホルムを加えて試料を完全に溶解する。次にウィス試薬を加えて栓をし，軽く振り混ぜる。常温，暗所にて30分放置後，10％ヨウ化カリウム及び蒸留水を加えてよく振り混ぜる。0.1 mol/Lチオ硫酸ナトリウム標準液で滴定する。溶液が微黄色に変化したら，でん粉溶液を数滴加え，よく振り混ぜながら滴定を続ける。溶液の微紅色が消失したところを終点とする。なお，本試験と同様に空試験を行う。

【計　　算】

以下の式から求める。

$$\text{ヨウ素価} = \frac{(B - A) \times f \times 0.01269}{S} \times 100$$

　　　A：本試験の0.1 mol/Lチオ硫酸ナトリウム標準液の滴定値(mL)
　　　B：空試験の0.1 mol/Lチオ硫酸ナトリウム標準液の滴定値(mL)
　　　f：0.1 mol/Lチオ硫酸ナトリウム標準液の力価
　　　S：試料採取量(g)
　　　0.01269：0.1 mol/Lチオ硫酸ナトリウム標準液 1 mLに相当するヨウ素のg数

(3) 酸　　価

酸価は，油脂の精製度，加水分解や酸敗の程度を示す指標であり，油脂 1 g 中に含まれる遊離脂肪酸を中和するのに必要な水酸化カリウム量のmg数として表される。油が古くなると値が上昇し，一般に酸価は，油脂及び油脂を含む食品の品質判定の目安となる。日本農林規格（JAS）では，食用なたね油（なたねサラダ油）0.15以下，食用大豆油（精製大豆油）0.20以下と定めている[1]。また，食品，添加物等の規格基準では即席めん類の酸価は 3 以下，菓子で 5 以下と定めている[2]。

なお，油脂の酸価の反応式は図 1 −19のようになる。

$$\text{R·COOH} + \text{KOH} \longrightarrow \text{RCOOK} + \text{H}_2\text{O}$$

図1-19　油脂の酸価の反応式

【操　作】

　300 mLの三角フラスコに試料を1 g～20 g採取し，精秤する。そこに，中性エーテル・エタノール混液100 mLを加え，よく振り混ぜ試料を完全に溶解する。固体試料の場合は，湯浴上で融解した後，溶液を加えて溶解する。1％フェノールフタレイン・エタノール溶液を数滴滴下し，0.1 mol/L水酸化カリウム・エタノール溶液で滴定し，淡紅色が30秒間続いたときが終点である。

【計　算】

　以下の式から求める。

$$\text{酸価} = \frac{5.611 \times \text{A} \times f}{\text{S}}$$

A：0.1 mol/L水酸化カリウム・エタノール溶液の滴定値(mL)
f：0.1 mol/L水酸化カリウム・エタノール溶液の力価
S：試料採取量(g)
5.611：0.1 mol/L水酸化カリウム・エタノール溶液1 mL中に含まれるKOHのmg数

（4）過酸化物価

　油脂を構成する不飽和脂肪酸は自動酸化の初期段階で2重結合に酸素が付加して過酸化物を生成する。過酸化物はヨウ化カリウムと反応してヨウ素を遊離するため，そのヨウ素をチオ硫酸ナトリウムで滴定することにより求められる。過酸化物価とは油脂の自動酸化により生成する過酸化物の量を示すもので，油脂1 kgに対するヨウ化カリウムから遊離されるヨウ素のミリ当量数として表される。過酸化物価は，油脂及び油脂を用いた加工食品の保存中の初期の酸敗度を示す指標として利用される。しかし，過酸化物は加熱によって容易に分解するため，揚げ物等の高温で使用した油脂の品質管理には利用できない。酸敗した油脂には，過酸化物による悪臭や粘度の増加がみられる。食品衛生法では，即席めん類の過酸化物価は30以下，菓子で50以下と定められている[2]。

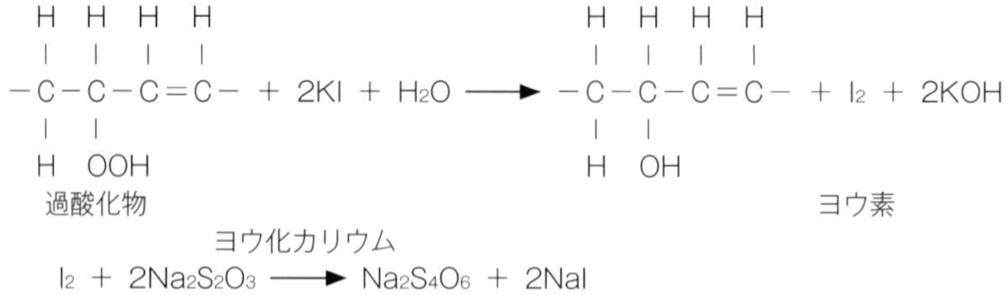

$$-\overset{\overset{\displaystyle H}{|}}{\underset{\underset{\displaystyle H}{|}}{C}}-\overset{\overset{\displaystyle H}{|}}{\underset{\underset{\displaystyle OOH}{|}}{C}}-\overset{\overset{\displaystyle H}{|}}{C}=\overset{\overset{\displaystyle H}{|}}{C}- + 2KI + H_2O \longrightarrow -\overset{\overset{\displaystyle H}{|}}{\underset{\underset{\displaystyle H}{|}}{C}}-\overset{\overset{\displaystyle H}{|}}{\underset{\underset{\displaystyle OH}{|}}{C}}-\overset{\overset{\displaystyle H}{|}}{C}=\overset{\overset{\displaystyle H}{|}}{C}- + I_2 + 2KOH$$

過酸化物　　　　　　　　　　　　　　　　　　　　　　　　　ヨウ素
　　　　　　　　ヨウ化カリウム
$$\text{I}_2 + 2\text{Na}_2\text{S}_2\text{O}_3 \longrightarrow \text{Na}_2\text{S}_4\text{O}_6 + 2\text{NaI}$$

図1-20　過酸化物価の反応式

【操　作】

　200 mL共栓付三角フラスコに試料を1 g採取し精秤する。クロロホルムを加えて試料を

完全に溶解し，そこに氷酢酸を加え，さらに飽和ヨウ化カリウムを加えて，栓をして2分間強く撹拌する。その後，暗所で10分静置後，蒸留水とでん粉指示薬を加えて0.01 mol/Lチオ硫酸ナトリウム標準液で滴定し，青黒色が消失したところを終点とする。なお，本試験と同様に空試験を行う。

【計　算】

以下の式から求める。

$$\text{過酸化物価}(\text{meq/kg}) = \frac{0.01 \times f \times (A - B) \times 1000}{S}$$

$$= \frac{10F (A - B)}{S}$$

A：本試験の0.01 mol/Lチオ硫酸ナトリウム標準液の滴定値(mL)
B：空試験の0.01 mol/Lチオ硫酸ナトリウム標準液の滴定値(mL)
f：0.01 mol/Lチオ硫酸ナトリウム標準液の力価
S：試料採取量(g)

■引用文献■

1）農林水産省「食用植物油脂の日本農林規格」（農林水産省告示1683号），2012.

2）厚生省「食品，添加物等の規格基準」（昭和34年厚生省告示第370号），1959.

【演習問題】
　次の文章の中から正しい文章を選びなさい。
1．ケン化価は脂肪酸の分子量が小さい油脂ほど値が小さくなる。
2．不飽和脂肪酸を多く含む油脂はヨウ素価が高い。
3．植物油ではヨウ素価が100以下の油脂を乾性油と呼ぶ。
4．酸価は油脂の自動酸化の程度を示すものである。
5．過酸化物価は油脂を高温で処理する工程の品質管理に利用されている。

5. 炭水化物の定量

1）炭水化物について

　炭水化物は，たんぱく質及び脂質とともに3大栄養素の1つであり，人間が活動するために必須の成分である。私たちはこの成分を日常的な食事から摂取している。その際，でん粉を摂り過ぎると肥満になるとか，糖を摂り過ぎると糖尿病になるとか，注意が必要な成分のように捉えられているかもしれない。しかし，グルコースは脳がエネルギー源として活用できる唯一の成分であることや，食物繊維等の難消化性成分は整腸作用をもち，私たちの体調維持に役立つ等，摂食を注意するだけではなく，私たちは炭水化物を上手に活用することが大切である。

　炭水化物には様々な成分があり，それに適した分析法を選択する必要がある。炭水化物を概略すると，以下のような特徴や特性がある。

①　エネルギー源である。
②　4 kcal/gのエネルギー換算係数が定められている。
③　複数の成分から構成されている。
④　分子量が小さいものから大きなものまで幅広く存在する。
⑤　種類により機能性をもつ成分も含まれる。
⑥　難消化性成分は0～3 kcal/gのエネルギー換算係数が定められている。

表1－8　主な炭水化物の種類

分類	分子量	種類
単糖類・二糖類	低分子	グルコース，フルクトース，スクロース，マルトース等
糖アルコール類	低分子	ソルビトール，キシリトール，マルチトール等
オリゴ糖類 注1)	低分子	グルコオリゴ糖，フラクトオリゴ糖等
多糖類	高分子	でん粉，デキストリン，食物繊維 注2)（水溶性，不溶性）等

注1）難消化性の成分もある。
　2）エネルギー換算係数：2 kcal/g

2）差し引き法

　この方法は，計算により炭水化物を算出する方法である。そのため，水分，たんぱく質，脂質，灰分の分析が必要である。これら4成分の合計g数を100 gから減じた値を炭水化物と定義する。この差し引き法は，日本食品標準成分表の炭水化物を求める方法として定められている。計算式を次頁に示す。

$$炭水化物(g / 100\,g) = 100 - (水分 + たんぱく質 + 脂質 + 灰分)$$

　なお，日本食品標準成分表において，硝酸イオン，アルコール分，酢酸，ポリフェノール（タンニンを含む），カフェインまたはテオブロミンを多く含む食品や加熱により二酸化炭素等が多量に発生する食品は，これらの定量値も差し引くと定義されている。ただし，肉類，魚介類，卵類では差し引き法ではなく，後述するアンスロン硫酸法にて炭水化物を定量することが明記されているので注意する。

3）全糖量の定量

　食品に含まれる全ての糖量を全糖量と総称する。ただし，全糖という用語の定義はその場面で変わることがあるので，その試験法で対象とする成分を勘案して方法を選択する。

（1）フェノール・硫酸法

　糖の呈色反応を用いた方法である。呈色させるために硫酸で処理し，分光光度計（図1-21）を用いる。糖を強酸と処理して発生したフルフラールやその誘導体がフェノールと反応して呈色する。このときの吸光度が糖の濃度に比例することから定量に用いられる。単糖，オリゴ糖，多糖及びそれらのメチル化物が硫酸中でフェノールと反応し，橙黄色（吸収極大480 nm～490 nm）を呈す。

　分析には濃硫酸やフェノールを用いることから，必ず酸やアルカリに耐性のあるポリ手袋や，防護メガネを着用して試験する。試験は以下の流れ（概要）で行う。

〔フェノール・硫酸法フローチャート概略〕

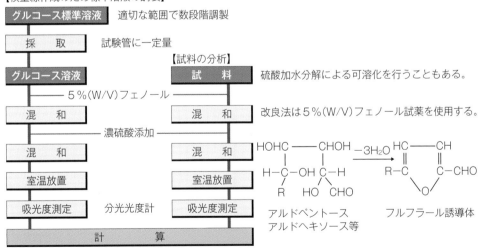

$$全糖^{*}(g/100\,g) = \frac{検量線から求めたグルコース濃度 \times 定容量}{試料採取量} \times 100 \times 希釈倍率 \times 単位換算率$$

　＊検量線はグルコースで作成することから，全糖はグルコースとしての定量値となる。

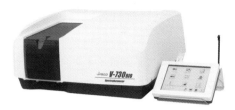

図1-21　紫外可視分光光度計

出典）日本分光株式会社より提供.

（2）アンスロン硫酸法

　フェノール硫酸法と同様，糖の呈色反応を用いた方法である。呈色させるために強酸で処理し，アンスロンと加熱反応させる。このときの吸光度が総還元糖の濃度に比例することから定量に用いる。この方法も分光光度計（図1-21）を用いる。

　分析には濃硫酸やアンスロンを用いることから，必ず酸やアルカリに耐性のあるポリ手袋や，防護メガネを着用して試験する。

　本分析法は日本食品標準成分表において，肉類，魚介類，卵類の炭水化物を定量する方法として定義されている。

　試験は以下の流れ（概要）で行う。

〔アンスロン硫酸法フローチャート概略〕

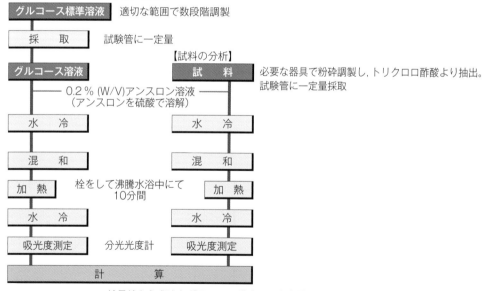

全糖*（g/100 g）= $\dfrac{\text{検量線から求めたグルコース濃度} \times \text{定容量}}{\text{試料採取量}}$ × 100 × 希釈倍率 × 単位換算率

　＊検量線はグルコースで作成することから，全糖はグルコースとしての定量値となる。

4）還元糖の定量：ソモギー・ネルソン法

　グルコースやフルクトース等の単糖は，その構造中に還元性をもつ炭素を含む官能基が存在する。これらを還元糖といい，還元糖はその還元性を利用して定量する。測定対象は，還元性を有した糖のみとなるため例えばグルコースとフルクトースが還元性末端同士で結合したスクロースは，還元性を示さないことから，測定対象にはならない。さらに，でん粉のように大きな分子量の成分も糖鎖末端に存在するグルコースの還元性末端は測定対象となるが，でん粉全体に対する割合が極めて小さいことから対象外と考えてよい。

　ソモギー・ネルソン法は，糖の還元性と銅の化学反応を利用した方法である。呈色反応であり，分光光度計を用いる。ヒ素を使用することから分析操作の安全面に注意して操作する。

　試験は以下の流れ（概要）で行う。

〔ソモギー・ネルソン法フローチャート概略〕

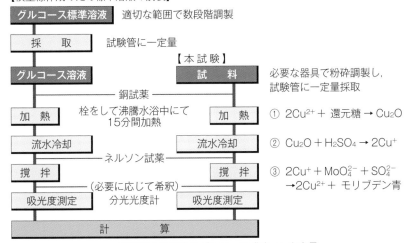

$$\text{還元糖}^*\,(g/100\,g) = \frac{\text{検量線から求めたグルコース濃度} \times \text{定容量}}{\text{試料採取量}} \times 100 \times \text{希釈倍率} \times \text{単位換算率}$$

　＊検量線はグルコースで作成することから，還元糖はグルコースとしての定量値となる。

5）でん粉の定量

　でん粉は植物が光合成により生成させたグルコースを結合させ，根塊や茎塊等に保管する成分である。また直鎖のアミロースと分枝を含むアミロペクチンから成り，構成糖はグルコースで，α－グルコシド結合により結合する多糖である。

　でん粉の分析は，でん粉を抽出する操作から始まり，その方法はエタノール抽出，アルカリ抽出，ジメチルスルフォキシド（DMSO）抽出等，複数存在する。抽出したでん粉は，酵素や酸を用いて糖鎖をグルコースまで分解する。その後，分解したグルコースを分光光度計で定量し，でん粉に換算する。

　なお，ここではエタノールででん粉を抽出し，それを酵素でグルコースに分解する試験法の概要を説明する。

　酵素反応は，その酵素反応が最も効率的に進む条件（至適条件）で反応させるのが一般的である。そのため，温度，pH，時間を間違えてはならない。

　グルコースの定量は，市販のグルコース分析キット（複数社が販売）を用いると簡便である。

　試験は以下の流れ（概要）で行う。

〔でん粉の定量フローチャート概略〕

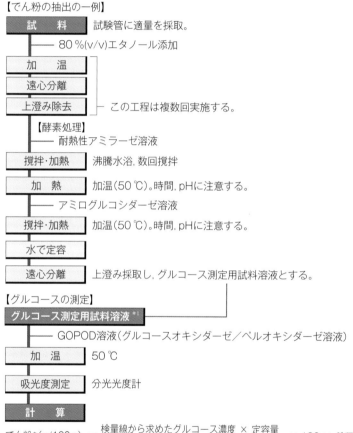

【でん粉の抽出の一例】

| 試　料 | 試験管に適量を採取。 |

── 80％(v/v)エタノール添加

加　温

遠心分離

上澄み除去 ── この工程は複数回実施する。

【酵素処理】
── 耐熱性アミラーゼ溶液

撹拌・加熱　沸騰水浴，数回撹拌

加　熱　加温(50℃)。時間，pHに注意する。

── アミログルコシダーゼ溶液

撹拌・加熱　加温(50℃)。時間，pHに注意する。

水で定容

遠心分離　上澄み採取し，グルコース測定用試料溶液とする。

【グルコースの測定】

グルコース測定用試料溶液[*1]

── GOPOD溶液（グルコースオキシダーゼ／ペルオキシダーゼ溶液）

加　温　50℃

吸光度測定　分光光度計

計　算

$$でん粉[*]\,(g/100\,g) = \frac{検量線から求めたグルコース濃度 \times 定容量}{試料採取量} \times 100 \times 希釈倍率 \times 単位換算率 \times \frac{162}{180}[*2]$$

＊1　別途準備した適切な範囲のグルコース標準溶液も同時に測定する。

＊2　162/180(=0.9)は，でん粉をグルコースに分解する際，水が1分子結合するため，多糖換算の際，これを除去するために乗じる。

■参考文献■

菅原龍幸・前川昭男『新食品分析ハンドブック』建帛社，2000，pp.103-108.
福井作蔵『生物化学実験法1 還元糖の定量法 第2版』学会出版センター，1990，pp.50-59.

コラム　単糖類の反応性

① フェーリング反応，銀鏡反応

　単糖類や二糖類のカルボニル基はアルカリ性水溶液中でCu^{2+}，Ag^+等を還元する。この性質をもつ糖を還元糖という。定性分析法として，Cu^{2+}を用いたフェーリング反応，Ag^+を用いた銀鏡反応等がある。

② フェニルヒドラジン（$C_6H_5NHNH_2$）との反応

　単糖類や二糖類のカルボニル基は反応性が高く，フェニルヒドラジンと反応して，オサゾン*の結晶を生成する。この反応は糖類の確認に用いられる。

　＊　**オサゾン**：隣接する炭素原子の一方に＝O，他方に＝O，－OH，－NH₂等がついた化合物（アルドース，ケトース等）とヒドラジン類2分子とが縮合して生じる化合物の総称。

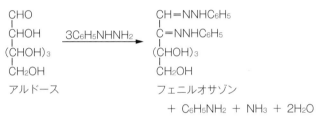

　　　　　　　　　　フェニルヒドラジンとアルドースの反応

【演習問題】

　次の文章の中から正しい文章を選びなさい。
1．炭水化物には様々な種類があるが，全てエネルギー換算係数は4 kcal/gである。
2．差し引き法は100 gから水分，たんぱく質，脂質，灰分の合計g数を減じて炭水化物を求める方法である。
3．フェノール硫酸法は硫酸を使うので試験操作では防護メガネや酸耐性手袋等を着用することが重要である。
4．還元糖の分析において，スクロースやトレハロースも測定対象になる。
5．でん粉の分解に酵素を使う場合，反応温度やpH等は適当に設定すればよい。

第1章　食品の一般成分分析

5．炭水化物の定量

37

6. 食物繊維の定量

1）食物繊維について

　食物繊維と聞いて，みなさんは何を思い浮かべるだろうか。多くの人は，キャベツやピーマン，にんじん，ごぼう等，野菜類に豊富に含まれている成分と想像することだろう。事実，種類にもよるが野菜類には，１％〜10％程度の食物繊維が含まれており，日本食品標準成分表2015年版（七訂）によれば，乾燥していない生の状態の野菜類の中では，らっきょうが20.7％と最も高い。また，食物繊維は野菜類に限らず，穀類や豆類，藻類，きのこ類にも多く含まれ，我々の日々の食生活での大切な摂取源となっている。

　日本食品標準成分表2015年版（七訂）では，食物繊維を「ヒトの消化酵素で消化されない食品中の難消化性成分の総体」と定義しており，水溶性食物繊維（soluble dietary fiber：SDF）と不溶性食物繊維（insoluble dietary fiber：IDF）に大別し，両者の合計を食物繊維総量（total dietary fiber：TDF）として示している。すなわち，水溶性食物繊維及び不溶性食物繊維ともにヒトの体内で消化できないため，吸収もできない成分ということになる。

　しかし，食物繊維は消化管機能や腸の蠕動運動を促進すること，栄養素の吸収を緩慢にすること，血中コレステロール値を下げること，食後血糖値の急激な上昇を抑える

表1−9　食物繊維の種類

水溶性	ペクチン
	グルコマンナン
	アルギン酸
	アガロース
	カラギーナン
	イヌリン
不溶性	セルロース
	ヘミセルロース
	リグニン
	キチン

こと、様々な生理作用が知られており，肥満や糖尿病，高血圧，心筋梗塞等の生活習慣病の予防や改善効果が期待されている。2020（令和２）年に厚生労働省が策定した「日本人の食事摂取基準（2020年版）」でも，食物繊維の摂取不足が生活習慣病の発症に関連するとの報告が多くあることに触れ，「成人の理想的な摂取量（24 g/日）」と「実際に摂取している量の中央値（13.7 g/日）」との中間値（18.9 g/日）を参照値とした上で，成人の参照体重の平均値（58.3 kg）と性別及び年齢ごとの参照体重を考慮し，摂取目標量を算出している。

$$計算式：18.9(g／日) \times [性別及び年齢区分ごとの参照体重(kg) \div 58.3(kg)]^{0.75}$$

　３歳以上で男女別に年齢ごとの摂取基準が設けられており，男性では18歳〜64歳の21 g以上，女性では15歳〜64歳の18 g以上が最も多い摂取目標量となっている。キャベツの食物繊維総量が1.8％であることを考ええると，キャベツのみで補う場合，1.0 kg〜1.2 kgに相当し，M〜Lサイズ１玉まるごとの量を１日で食べることになる。

　近年では，水溶性食物繊維と不溶性食物繊維とでは生理作用に違いがあることも明らか

になっている。先に述べた通り，らっきょうは食物繊維の総量が多い食品であり，全食物繊維量20.7％のうち18.6％が水溶性食物繊維，2.1％が不溶性食物繊維である。しその葉も7.3％と食物繊維を比較的豊富に含むが，水溶性食物繊維は0.8％，不溶性食物繊維は6.5％であり，水溶性食物繊維と不溶性食物繊維の組成比は，らっきょうのものと大きく異なる。

　以上の通り，食物繊維は毎日多く摂取すべき成分の一つであり，食品間での含有量の差が大きく，さらには水溶性及び不溶性の割合も大きく異なるため，それぞれの食品に含まれる量を正確に示すことが必要なのである。

2）プロスキー法とプロスキー変法

　日本食品標準成分表2015年版（七訂）での食物繊維の分析には，藻類にはプロスキー法が，その他の食品にはプロスキー変法が用いられている。両者とも高分子の食物繊維の分析が可能で，プロスキー変法は水溶性食物繊維と不溶性食物繊維の区別ができるのがプロスキー法と異なる点である。ただし，両者の分析方法とも低分子水溶性食物繊維の量を明らかにすることはできない。

　プロスキー変法は，ヒトの体内で起きる消化作用を真似た方法で，分析手順はフローチャートに示した通りである。なお，だいずや種実類等の脂質含量が5％以上の試料は，あらかじめクロロホルム—メタノール混液（2：1）または石油エーテルで抽出することで脱脂を行う必要がある。それでは実際の手順をみてみよう。まず，試料を粉砕後，秤

表1－10　酵素の特徴

酵　素	働　き
耐熱性 α －アミラーゼ	糖鎖の α －1, 4結合をランダムに切断する（エンド型）
プロテアーゼ	たんぱく質を分解する
アミログルコシダーゼ	糖鎖の α －1, 4結合を末端から切断する（エキソ型）

量する。これにリン酸緩衝液を加え，耐熱性 α －アミラーゼ，プロテアーゼ，アミログルコシダーゼを順次添加し，ヒトの体内で消化されるでん粉等の糖質及びたんぱく質を分解し，水に溶けやすい状態とする。酵素反応が終了した後，ろ過して固体（残渣）と液体（ろ液）に分ける。このとき残渣には不溶性食物繊維，ろ液には水溶性食物繊維が含まれている。残渣を乾燥させることで残留物Aを得られるが，この残留物Aには，未分解のたんぱく質と灰分が含まれている。そのため残留物Aに含まれるたんぱく質と灰分をそれぞれケルダール法（p.15）と直接灰化法（p.43）で明らかにし，フローチャートに示した通り，残留物Aの重量からたんぱく質及び灰分の重量を差し引き，不溶性食物繊維の量を求める。

　続いて，酵素反応終了後にろ過して得られていたろ液にエタノールを加えることで，高分子の水溶性食物繊維を析出させ，ろ過して沈殿物を得る。これを乾燥して残留物Bを得ることができるが，この中にも水溶性食物繊維の他に未分解のたんぱく質と灰分が含まれている。したがって，残留物Aと同様に残留物Bに含まれるたんぱく質と灰分をそれぞれケルダール法と直接灰化法で明らかにし，残留物Bの重量からたんぱく質及び灰分の重量

を差し引き，水溶性食物繊維の量を求める。明らかになった不溶性食物繊維と水溶性食物繊維の量を合計し，食物繊維の総量を求めることができる。なお，プロスキー法は，酵素反応終了後，直ちにエタノールを加えることで不溶性食物繊維及び水溶性食物繊維の両者をまとめて沈殿させるため，得られた沈殿物にその後の処理を行っても，水溶性と不溶性の食物繊維を区別できず，食物繊維の総量のみを求めることになる。

　2018（平成30）年には，日本食品標準成分表2015年版（七訂）追補2018年が公表され，これまで分析対象外であった低分子の水溶性食物繊維の値も追加されることとなった。新

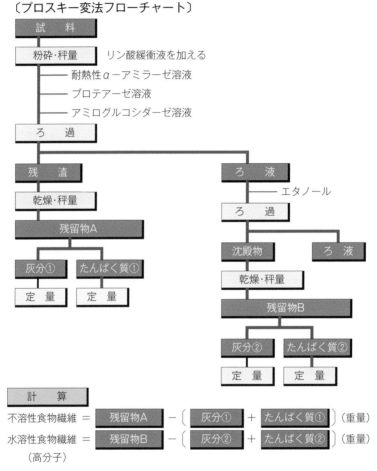

〔プロスキー変法フローチャート〕

たに追加された分析方法（AOAC2011.25法）では，低分子の水溶性食物繊維を測定するために高速液体クロマトグラフを用いているのが，プロスキー法やプロスキー変法と大きく異なる点である（表1-11）。日本食品標準成分表2015年版（七訂）追補2018年では，プロスキー変法とAOAC2011.25法の両項目の欄が設けられ，AOAC2011.25法での分析データのない食品では，プロスキー変法による数値のみが記載された。

　最新の日本食品標準成分表2020年版（八訂）では，水溶性食物繊維と不溶性食物繊維を区別せず，その合計値である食物繊維総量のみの記載へと変更された。なお，各食品中の

水溶性食物繊維，及び不溶性食物繊維それぞれの含有量については，日本食品標準成分表2020年版（八訂）炭水化物成分表編に記載されている。

表1－11　食物繊維区分と分析法

	AOAC2011.25法	プロスキー変法	プロスキー法
不溶性 食物繊維	◯	◯	◯ （一括測定）
水溶性 食物繊維 （高分子）	◯	◯	◯ （一括測定）
水溶性 食物繊維 （低分子）	◯	×	×

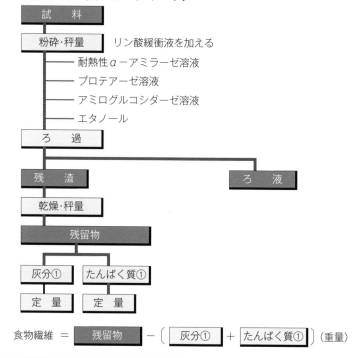

〔プロスキー法フローチャート〕

試　料
↓
粉砕·秤量　　リン酸緩衝液を加える
── 耐熱性α－アミラーゼ溶液
── プロテアーゼ溶液
── アミログルコシダーゼ溶液
── エタノール
↓
ろ　過
↓
残　渣　　　　ろ　液
↓
乾燥·秤量
↓
残留物
↓
灰分①　　たんぱく質①
↓　　　　　↓
定　量　　定　量

食物繊維 ＝ 残留物 －〔 灰分① ＋ たんぱく質① 〕（重量）

【演習問題】
　次の文章の中から正しい文章を選びなさい。
1．プロスキー変法で使用される酵素は，セルラーゼである。
2．プロスキー変法は水溶性食物繊維と不溶性食物繊維の分析を区別できない。
3．プロスキー変法は低分子の水溶性食物繊維の測定ができる。
4．セルロースは水溶性食物繊維である。
5．食物繊維は，消化，吸収を遅らせ，さらに腸内環境を改善する。

第1章　食品の一般成分分析

6.　食物繊維の定量

7. 灰分・無機質の定量

1）灰分と無機質について

　灰分は，食品をある温度で灰化し，有機物及び水分を除いた残留物の量と定義される。灰分は食品表示基準では栄養成分としては扱われていないが，炭水化物を「差し引きの炭水化物」法により算出するため，分析が必要な成分として規定されている。

　灰分の量は食品中の無機質（ミネラル）の総量とほぼ等しいと考えられるが，食品に含まれる他の成分の影響により実際の無機質の量よりも過大または過小に評価されることがある。通常，有機物の炭素は燃焼により二酸化炭素となって揮散するが，食品に含まれる他の元素と結合して炭酸塩となり，灰分として留まることがある。また，塩素，ヨウ素，リン，硫黄の一部は灰化により失われることがある。

　無機質は，人体を構成する各種成分または素材となる他，生命活動に欠くことのできない代謝調節作用等の多くの生理作用と密接な関係をもっている。そのため，エネルギー源となるたんぱく質，脂質及び炭水化物の3大栄養素に無機質とビタミンを加えて5大栄養素と呼ばれている。また無機質は生体内で合成することができないため，食品や飲料を摂取することで体内に取り込んでいるが，現代社会はインスタント食品やファストフード等に偏りがちな食生活のため，ナトリウムは過剰に摂取される傾向にあるが，その他の無機質は全般的に不足しているといわれている。

　「日本人の食事摂取基準（2020年版）」では，ヒトにおいて必須性が認められる無機質としてナトリウム，カリウム，カルシウム，マグネシウム，リン，鉄，亜鉛，銅，マンガン，ヨウ素，セレン，クロム及びモリブデンの13種類が収載されている。それぞれの無機質のもつ生理機能を表1-12に示す。

　日本人の食事摂取基準（2020年版）では無機質の種類により，過剰摂取による健康障害を回避することを目的とする指標として「耐容上限量」，無機質の摂取不足を回避すること

表1-12　無機質の生理機能

生理機能		元素の例
生体組織の構成成分	骨，歯等の硬質成分	カルシウム，マグネシウム，リン
	体内有機化合物	ヘモグロビンの鉄，リン脂質のリン
生体機能の調節	pH，浸透圧の調節	ナトリウム，カリウム，カルシウム，リン，マグネシウム
	神経，筋肉，心筋の興奮性の調節	カリウム，ナトリウム，カルシウム，マグネシウム，リン
	酵素の構成成分	マグネシウム，鉄，亜鉛，銅，マンガン，セレン
	生理活性物質の構成成分	鉄，亜鉛，ヨウ素，モリブデン

を目的とする指標として「推定平均必要量」，「推奨量」，「目安量」が設定されている。さらに，生活習慣病の予防を目的に日本人が目標とすべき摂取量として「目標量」が設定

されている。無機質には体内における最適濃度範囲があり，過剰あるいは不足になった場合，様々な症状がみられる。無機質が過剰に摂取されたときにみられる症状（過剰症）と不足したときにみられる症状（欠乏症）の例を表1−13に示す。

2）直接灰化法

　直接灰化法は，550℃で試料を灰化して有機物及び水分を除き，灰化後の残留物の質量を測定することで灰分量を求める方法である。

表1−13　無機質の過剰症と欠乏症

元素	過剰症	欠乏症
ナトリウム	高血圧, 動脈硬化, 胃潰瘍, 心筋疾患	通常の食事で不足することはない
カリウム	高カリウム血症, 血圧低下, 心不全, 下痢	通常の食事で不足することはない
カルシウム	高カルシウム血症, 高カルシウム尿症, 軟組織の石灰化, 泌尿器系結石, 前立腺がん, 亜鉛・鉄の吸収阻害, 便秘	骨粗鬆性, 歯・骨の発育不良, 高血圧, 動脈硬化
マグネシウム	下痢	低マグネシウム血症, 骨粗鬆症, 糖尿病, 心疾患
リン	カルシウム出納の不均衡, 副甲状腺機能の亢進	骨軟化症, 発育不全
鉄	鉄沈着症	鉄欠乏性貧血, 無力感, 食欲不振
亜鉛	銅の吸収阻害, 汎血球減少, 吐き気, 嘔吐	成長障害, 食欲不振, 味覚障害, 嗅覚障害, 免疫能低下, 創傷治癒障害
銅	ウィルソン病, 肝機能障害, 神経障害, 精神障害, 関節障害	メンケス病, 貧血, 白血球減少, 好中球減少, 骨異常, 成長障害, 毛髪・皮膚の色の脱色
マンガン	神経・運動障害, パーキンソン病	骨形成障害, 生殖腺機能障害, 糖質・脂質代謝異常
ヨウ素	甲状腺機能低下	甲状腺刺激ホルモンの分泌亢進, 甲状腺腫
セレン	毛髪と爪の脆弱化・脱落, 胃腸障害, 疲労, 過敏, 神経系異常	心筋梗塞, カシン・ベック病
クロム	−	耐糖能低下, 体重減少, 末梢神経障害
モリブデン	−	神経過敏, 昏睡, 頻脈, 多呼吸, 夜盲症

注）−：症例の報告がない

　　　出典）伊藤貞嘉・佐々木敏監修『日本人の食事摂取基準（2020年版）』第一出版，2020等を参考に作成.

　あらかじめ恒量*にした灰化容器に，適量の試料を計り取る。予備灰化として電熱式ホットプレートや電熱式コンロ上でふきこぼれないように穏やかに加熱して部分炭化または全炭化させた後，電気マッフル炉に入れて室温から徐々に昇温させ，550℃に達したら，5〜6時間保持して灰化させる。灰化後，灰化容器を電気マッフル炉から取り出し，デシケーター中に入れて放冷し，灰化容器の質量を計る。灰が白色または灰色のときは，再び550℃の電気マッフル炉に入れ，数時間加熱後，質量を計り，恒量を求める。

　　＊恒量：　同一条件の下で，物質を加熱・放冷・秤量等の操作を繰り返したとき，前後の質量の計量差が規定の値以下となった状態のことをいう。

　未灰化の炭素が認められる場合（灰が黒色のとき）は，灰にイオン交換水を数滴加えて灰を溶解し，未灰化炭素を露出させた後，十分に乾燥させ，再び550℃で数時間灰化を行う。炭素の塊が多い場合は，熱水で灰を湿らせた後，炭素の塊をガラス棒で突き砕き，熱水を加え，よくかき混ぜて可溶物を抽出する。ろ紙を用いてろ過を行い，ろ液をビーカーに集める。ろ紙上に残った不溶物，及びろ紙を灰化容器に移し，用いた漏斗を洗って，洗液をろ液と合わせる。灰化容器を乾燥後，550℃で灰化する。灰化後，放冷し，灰化容器に先のろ液を移し，少量の水でビーカーを洗って洗液を移し，ホットプレート上で蒸発乾固後，550℃で灰化し恒量を求める。以下に直接灰化法のフローチャートを示す。

〔直接灰化法フローチャート〕

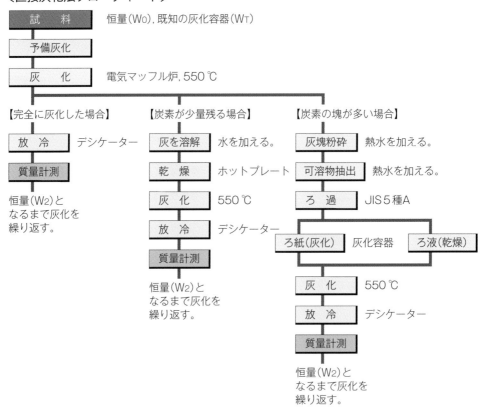

灰分は次式によって算出する。

$$灰分(g / 100 g) = \frac{W_2 - W_0}{W_1 - W_0} \times 100$$

W_0：恒量とした灰化容器の質量(g)
W_1：試料を入れた灰化容器の灰化前の質量(g)
W_2：試料を入れた灰化容器の灰化後の質量(g)

3）無機質の定量法

　無機成分の定量には，まず試料中の有機物を分解・除去することが必要である。この方法には希酸抽出法，乾式灰化法，湿式分解法，マイクロ波分解法及びアルカリ抽出法によるものがあり，試料や測定目的の元素によって方法を選択する。前処理方法が不適切であると，測定目的の元素の抽出不足または揮散，測定における妨害成分の干渉等により，精確な結果を得ることができない。

（1）試料の前処理

　測定目的の元素が使用する容器や器具から混入する可能性があるため，その材質が制限される。例えば，ナトリウムを測定するときはガラス容器，鉄を測定するときは金属製包丁やコーヒーミル，クロム及びモリブデンを測定するときはステンレス製の器具の使用は避ける。試薬についても，不純物として測定目的の元素が含まれている可能性があるため，試薬の等級を適切に選択する必要がある。無機質の定量における試料の前処理方法を次に示す。

　a．希酸抽出法　　　1％塩酸溶液を用いて試料から測定目的の元素を抽出する方法である。プラスチック製の溶出容器に試料2 g〜10 gをはかり取り，1％塩酸溶液200 mLを正確に加える。室温で30分間振り混ぜ抽出する。抽出液を遠心管に移し，1500回転/分で15分間遠心分離し，その上澄みを集めて試料溶液とする。

　操作が簡便で，処理時間が短く，検体数が多い場合に適している。ガラス器具はナトリウムが溶出するため，一切用いない。プラスチック製の溶出容器には，ポリエチレン，ポリプロピレン，ポリスチレン等の試験に影響のないものを用いる。なお，脂質含量の高い，粘性がある，水に分散しづらい等の性質をもつ試料には，乾式灰化法が望ましい。

　b．乾式灰化法　　　試料中の有機物を500℃〜550℃の電気マッフル炉で燃焼して除去する方法である。白金製蒸発皿，ホウケイ酸ガラス製または石英製ガラス製ビーカーに試料5 g〜20 gをはかり取る。水分の多い野菜類，果実類及び液体状の試料は，水浴上または乾燥機内，あるいは赤外線ランプ下で水分を蒸発させる。次いで予備灰化を行い，部分炭化または全炭化させる。500℃〜550℃の電気マッフル炉に入れて，5〜6時間保持して灰化させる。放冷後，灰を数滴のイオン交換水で湿らせてから20％塩酸5 mLを加えて溶解させ，水浴上またはホットプレート上で加熱して，蒸発乾固させる。1％塩酸溶液20 mLを加えて水浴上またはホットプレート上で加温しながら，残留物を溶かし，JIS 5または6種のろ紙を用い容量100 mLの全量フラスコにろ過する。灰化容器を3回洗浄し

ながら，ろ過した後，ろ紙上に黒色の炭素粒が残っている場合は，ろ紙ごと灰化容器に戻し，同じ条件で再灰化を行う。20％塩酸5 mLを加えて，同じ操作を行い，先の全量フラスコにろ液を合わせる。冷却後，1％塩酸溶液で100 mLに定容し，試料溶液とする。

　操作が簡便で，一度に多くの検体数を処理する場合に適している。また，様々な性質の試料に適用することができ，多くの無機成分の前処理方法として用いられている。ただし，リンは高温で揮発するため，リンを測定する試料は500℃までの温度で灰化する。また，処理は開放系で行われるため，試験環境からの汚染には注意が必要である。

　　c．湿式分解法　　硝酸，硫酸，過塩素酸等の鉱酸を用いて有機物を酸化分解する方法である。分解容器に試料1 g〜10 gをはかり取る。硝酸10 mLを加え穏やかに加熱する。激しい反応が終了したら，硝酸10 mL及び硫酸5 mLを加え，再び加熱する。内容液が褐色〜黒色となったら硝酸2 mLを加える。内容液が無色〜淡黄色となったら，過塩素酸2 mLを加え，硫酸の白煙を生じるまで再び加熱する。放冷後，分解容器の内壁を水でよく洗い込み，硫酸の白煙が生じるまで再び加熱する。放冷後，溶液を全量フラスコに洗い込んだ後，水で定容し，試料溶液とする。

　比較的低温で処理ができるため，高温で揮散しやすい元素の測定を行う場合に適している。乾式灰化法では燃焼しづらい試料においても，比較的短時間で処理することが可能であるが，操作が煩雑で多検体の処理が困難である。試料分解液中に炭化した有機物が多量に残存している状態で過塩素酸を加えて加熱すると，有機物と過塩素酸が爆発的に反応するので注意が必要である。

　　d．マイクロ波分解法　　試料を加圧密閉容器に採取し，硝酸及び過酸化水素を加え，マイクロ波分解装置により有機物を分解する方法である。マイクロ波分解容器に試料0.1 g〜1 gをはかり取り，適切な量の硝酸及び過酸化水素を加えて密閉した後，マイクロ波分解を行う。放冷後，溶液を全量フラスコに洗いこんだ後，水で定容し，試料溶液とする。

　密閉した容器の中で試料を処理するため，試験環境からの汚染が少なく，揮散しやすい元素の処理に適している。ただし，試料の採取量に制限があるため，試料を十分に均質化する必要がある。また，試薬から測定目的の元素が検出される可能性があるため，可能な限り高純度の試薬を使用する。

　　e．アルカリ抽出法　　ヨウ素定量の前処理方法で，テトラメチルアンモニウムヒドロキシド（TMAH）を用いて抽出する方法である。メタルフリープラスチック製容器に試料0.5 g〜3 gをはかり取り，0.5％TMAH溶液50 mLを加え，ふたをしてよく混和し，60℃で一夜放置する。放冷後，10分間遠心分離した後，上澄みを試料溶液とする。

（2）無機質の測定法

　無機成分の測定法には，原子吸光光度法（AAS法），誘導結合プラズマ発光分析法（ICP–AES法），誘導結合プラズマ質量分析法（ICP–MS法），吸光光度法がある。AAS法は元素分析に広く用いられる装置であり，測定時間が短く，ランニングコストが安いが，多元素同時分析ができない。一方，ICP–AES法及びICP–MS法は多元素同時分析が可能である

が，測定する元素数が多くなると測定時間が長くなり，ランニングコストも高くなる。ICP－MS法は高感度測定が可能であり，試料中の微量元素の測定に必須である。無機質の定量方法を表1－14に示す。

表1－14　無機質の定量法

元素	前処理方法	測定方法
ナトリウム，カリウム	希酸抽出法，乾式灰化法	AAS法 ICP－AES法
カルシウム，マグネシウム	乾式灰化法	AAS法 ICP－AES法
鉄，亜鉛，銅，マンガン	乾式灰化法，湿式分解法	AAS法 ICP－AES法
リン	乾式灰化法，湿式分解法	ICP－AES法 吸光光度法
セレン，クロム，モリブデン	マイクロ波分解法	ICP－MS法
ヨウ素	アルカリ抽出法	ICP－MS法

第1章　食品の一般成分分析

7．灰分・無機質の定量

【演習問題】
　次の文章の中から正しい文章を選びなさい。
1．灰分は食品中の有機物の総量とほぼ等しい。
2．炭水化物の差し引き法により炭水化物を算出する際に灰分の値が必要である。
3．無機質は生体内で合成することができる。
4．モリブデンは，甲状腺ホルモンの構成要素である。
5．ヒトにとって，鉄が欠乏すると味覚障害になる。

8. 熱　　量

1）熱量について

　熱量（エネルギー）はヒトの生命活動の源であり，食品を摂取することによって得られる。ヒトは食品中の三大栄養素であるたんぱく質，脂質及び炭水化物を消化吸収し，代謝することで，これらの栄養成分をエネルギーに変換し，利用している。摂取したエネルギー量が消費したエネルギー量を上回る状態が続くと体重が増え，肥満状態となり，消費したエネルギー量が摂取したエネルギー量を上回る状態が続くと体重が減り，やせ状態となる。健康の保持・増進，生活習慣病の予防の観点から，理想的な体格を維持するためのエネルギー収支バランスを保つことが必要であり，そのためにはエネルギー摂取量（＝エネルギー消費量）を把握することが重要である。

2）食品から得られる熱量

　食品から得られる熱量は，ボンブカロリーメーター＊により，燃焼熱の量として測定できる。しかし，ヒトは摂取した食品の栄養成分を全て消化吸収できるわけではない。そのため，利用できる熱量は，実験的に測定した物理的燃焼熱の量よりも少なくなる。実際に利用できる熱量を知るためには，摂取した食品のたんぱく質，脂質及び炭水化物の消化吸収率や代謝効率を調査する必要があるが，全ての食品についてこれらを調べることは困難である。そこで，全ての食品において計算により熱量を簡便に算出する方法が考案され，現在広く用いられているのがエネルギー換算係数による算出方法である。この方法では，食品の熱量は，その食品に含まれるたんぱく質，脂質及び炭水化物の量（g）に，それぞれに定められたエネルギー換算係数（各成分1g当たりの利用エネルギー量）を乗じて算出されたものの総和としている。

　＊　ボンブカロリーメーター：試料を高圧で燃焼させ，発生した熱量を計る装置。

$$食品の熱量 ＝（たんぱく質量 × P）＋（脂質量 × L）＋（炭水化物量 × C）$$

　　　　　P：たんぱく質のエネルギー換算係数
　　　　　L：脂質のエネルギー換算係数
　　　　　C：炭水化物のエネルギー換算係数

3）エネルギー換算係数

　一般的に用いられているものとしてアトウォーター（Atwater）のエネルギー換算係数がある。これには，エネルギー換算係数がたんぱく質4kcal/g，脂質9kcal/g，炭水化物4kcal/gと定められている。各成分の換算係数は，それぞれの物理的燃焼熱をヒトによる消化吸収率で補正して求められている。なお，たんぱく質については，その一部が尿素や

尿酸等として排泄されることにより損失される熱量も補正されている（表1−15）。

　アトウォーターのエネルギー換算係数は多くの食品の平均値であり，米国人の標準的な食事を基にして算出された便宜的な係数である。しかし，栄養成分の消化吸収率や代謝効率は，食品によっても異なることから，食品群ごとにエネルギー換算係数が設定されているものもある。日本では穀類，動物性食品，油脂類，大豆及び大豆製品の主要な食品について，日本人による消化吸収試験を実施し，そのデータに基づいて食品ごとにエネルギー換算係数が設定されている。国際的には，国際連合食糧農業機関（Food and Agricultural Organization of the United Nations：FAO）等の機関を中心に，食品群ごとのエネルギー換算係数を提唱している。日本食品標準成分表2020年版（八訂）では，これらのエネルギー換算係数を用いて，熱量が算出されている。

表1−15　アトウォーターのエネルギー換算係数

成　　分	物理的燃焼熱 kcal/g	消化吸収率 %	排泄熱量 kcal/g	換算係数 kcal/g
たんぱく質	5.7	92	1.25	4
脂　　質	9.4	95	−	9
炭水化物	4.1	97	−	4

4）熱量の単位

　熱量の単位には，カロリー（cal）とジュール（J）がある。それぞれの単位は，食品の熱量を表す単位としては小さいため，1000倍の単位であるキロカロリー（kcal），キロジュール（kJ）が用いられる。国際的には，熱量の国際単位系のJに移行しつつあるが，日本では計量単位令において「人若しくは動物が摂取する物の熱量又は人若しくは動物が代謝により消費する熱量の計量」に限定してcalの使用が認められている。これにより，食品表示基準では，熱量の単位としてkcalが用いられている。また，日本食品標準成分表2020年版（八訂）では，kcalによる熱量とkJによる熱量が併記されている。

【演習問題】
　　アトウォーターのエネルギー換算係数を用いて，表の食品の100g当たりの熱量を求めたとき，正しい結果を次の中から選びなさい。

栄養成分表示（100g当たり）	
たんぱく質	12 g
脂質	4 g
炭水化物	32 g

1．192 kcal/100g

2．212 kcal/100g

3．252 kcal/100g

4．352 kcal/100g

5．412 kcal/100g

9. ビタミンの定量

1）ビタミンについて

　ビタミンは五大栄養素の一つであり，三大栄養素である糖質，脂質，たんぱく質のようにエネルギー源や体組織の構成成分には直接ならないものの，種々の生体反応の調節に関与する等，体の機能を正常に維持するために不可欠な栄養素である。脂溶性ビタミン（ビタミンA，ビタミンD，ビタミンE，ビタミンK，プロビタミンA，プロビタミンD）と水溶性ビタミン（ビタミンB$_1$，ビタミンB$_2$，ビタミンB$_6$，ビタミンB$_{12}$，葉酸，ビオチン，ナイアシン，パントテン酸，ビタミンC）に大別され，種類の豊富さと機能性の多彩さが特徴である。ビタミン類の1日当たりの摂取推奨量は，多いものでも100 mg以下，少ないものになると数μgほどであることからも，ごく微量で効果を示すことが分かる。このように，ビタミン類は必要量こそ微量だが，ヒトの体内でほとんど，あるいは全く合成することができないため，食品から摂取しなくてはならない。必要量に満たなければ，当然ながら欠乏症となり，日々の生活に支障をきたすことになる。また，脂溶性ビタミンでは，欠乏症に加え過剰摂取による悪影響にも気をつける必要がある。

表1－16　脂溶性ビタミンの特徴

種類	特　徴
ビタミンA（レチノール）	・視覚の正常化，成長及び生殖作用，感染予防等の生理作用がある ・主として動物性食品に含まれる ・欠乏：生殖不能，免疫力の低下，夜盲症，眼球乾燥症，成長停止等 ・過剰：頭痛，吐き気，骨や皮膚の変化等
ビタミンD（カルシフェロール）	・カルシウムの吸収・利用，骨の石灰化等に関与する ・植物性食品にはビタミンD$_2$（エルゴカルシフェロール）が含まれる ・動物性食品にはビタミンD$_3$（コレカルシフェロール）が含まれる ・D$_2$及びD$_3$ともにヒトに対してほぼ同等の生理活性を示す ・欠乏：小児のくる病，成人の骨軟化症等 ・過剰：高カルシウム血症，腎障害，軟組織の石灰化等
ビタミンE（トコフェロール）	・脂質の過酸化の阻止，細胞壁及び生体膜の機能維持に関与している ・4種類（α，β，γ，δ）－トコフェロールが知られている ・欠乏：神経機能低下，筋無力症，不妊等
ビタミンK（フィロキノン，メナキノン）	・血液凝固促進，骨の形成等に関与している ・K$_1$（フィロキノン）とK$_2$（メナキノン類）があり，ほぼ同等の生理活性を示す ・欠乏：新生児頭蓋内出血症等
プロビタミンA	・生体内でビタミンAに転換される物質の総称 ・α－カロテン，β－カロテン，及びβ－クリプトキサンチンがある ・主として植物性食品に含まれる ・α－カロテン，β－カロテン及びβ－クリプトキサンチンは，プロビタミンAとしての作用以外にも，抗酸化作用，抗発がん作用及び免疫賦活作用が知られている
プロビタミンD	・プロビタミンD$_2$（エルゴステロール）及びプロビタミンD$_3$（7－デヒドロコレステロール）がある ・プロビタミンD$_2$及びD$_3$ともに紫外線照射によりビタミンD$_2$及びD$_3$に変換されるが，小腸では変換されない

欠乏症や過剰摂取を防ぐため，各食品中に含まれるビタミン類の正確な量を示す必要
があり，日本食品標準成分表2015年版（七訂）では，食品あたりのそれぞれの含有量を示
すため，実に約３分の１のスペースが使われている。また，ビタミンAについては，レ
チノール量に加え，プロビタミンAであるα-及びβ-カロテン，β-クリプトキサン
チン量と，プロビタミンAのβ-カロテン当量（β-carotene equivalents），さらに，ビタ
ミンAとプロビタミンAの合算値としてレチノール活性当量（retinol activity equivalents：
RAE）が記載されている。β-カロテン当量は，１分子のβ-カロテンから２分子のレチ
ノールが生成するのに対し，α-カロテン及びβ-クリプトキサンチンから生成するレチ
ノールがそれぞれ１分子のみであることを考慮した値である。また，レチノール活性当量
は，β-カロテンの吸収率が６分の１であることと，β-カロテンからレチノールへの変
換効率が50％（２分の１）であることを考慮した値である。水溶性ビタミンであるナイア
シンについては，2016（平成28）年から追加された項目がある。日本食品標準成分表2015
年版（七訂）ではトリプトファン由来のナイアシンを考慮していなかったが，日本食品標
準成分表2015年版（七訂）追補2016年において，ヒトの体内で60mgのトリプトファン
から１mgのナイアシンができることを考慮したナイアシン当量（mgNE）が追加されたの
である。
　β-カロテン当量及びレチノール活性当量は，それぞれ次の式に従って算出されたもの
である。

$$\beta\text{-カロテン当量（}\mu g\text{）} = \beta\text{-カロテン（}\mu g\text{）} + 1/2\, \alpha\text{-カロテン（}\mu g\text{）}$$
$$+ 1/2\, \beta\text{-クリプトキサンチン（}\mu g\text{）}$$

$$\text{レチノール活性当量（}\mu g RAE\text{）} = \text{レチノール（}\mu g\text{）} + 1/12\, \beta\text{-カロテン当量}$$

ナイアシン当量は53頁のどちらかの計算方法によるものである。

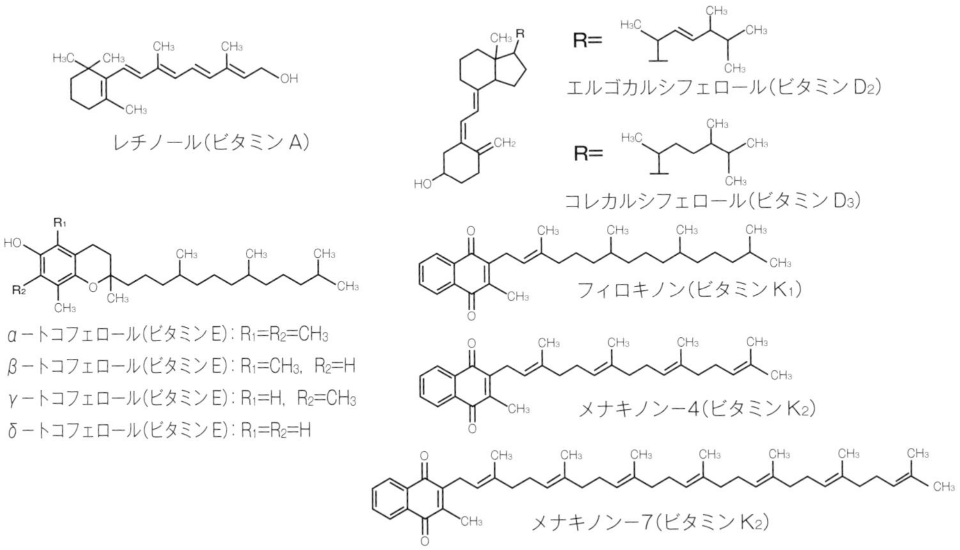

図１-22　脂溶性ビタミンの構造式

α－カロテン（プロビタミンA）

β－カロテン（プロビタミンA）

β－クリプトキサンチン（プロビタミンA）

エルゴステロール（プロビタミンD）

R=

7－デヒドロコレステロール（プロビタミンD）

R=

図１－23　プロビタミンの構造式

チアミン（ビタミンB_1）

リボフラビン（ビタミンB_2）

ピリドキシン（ビタミンB_6）：$R=CH_2OH$
ピリドキサール（ビタミンB_6）：$R=CHO$
ピリドキサミン（ビタミンB_6）：$R=CH_2NH_2$

シアノコバラミン（ビタミンB_{12}）

ニコチン酸（ナイアシン）：R=OH
ニコチン酸アミド（ナイアシン）：$R=NH_2$

ビオチン

葉酸

パントテン酸

L－アスコルビン酸（ビタミンC）

L－デヒドロアスコルビン酸（ビタミンC）

図１－24　水溶性ビタミンの構造式

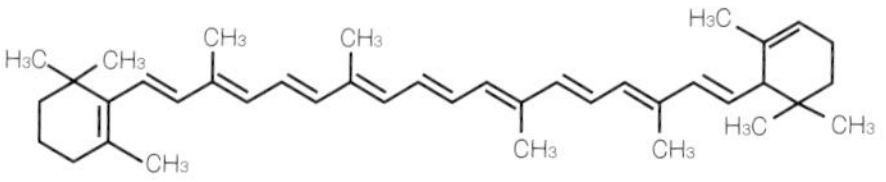

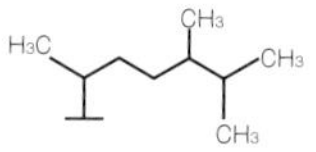

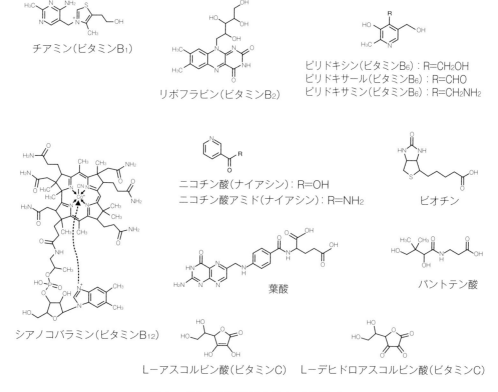

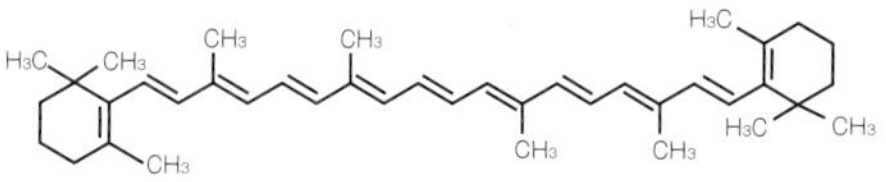

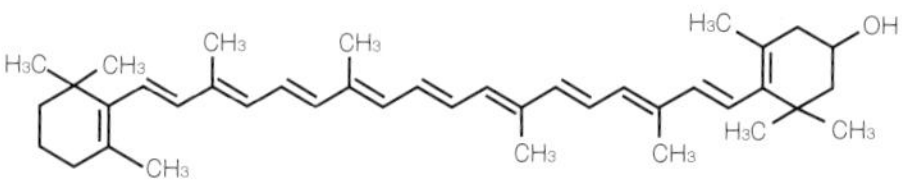

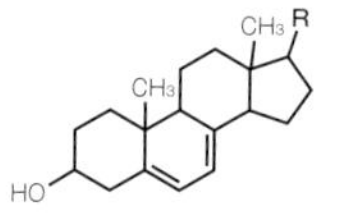

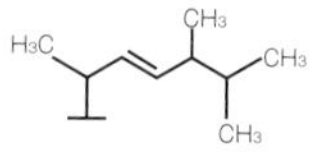

表1-17　水溶性ビタミンの特徴

種類	特徴
ビタミンB₁ （チアミン）	・各種酵素の補酵素として糖質及び分岐鎖アミノ酸の代謝に不可欠である。 ・欠乏：倦怠感，食欲不振，浮腫等を伴う脚気，ウエルニッケ脳症，コルサコフ症候群等
ビタミンB₂ （リボフラビン）	・フラビン酵素の補酵素の構成成分として，ほとんどの栄養素の代謝に関わっている。 ・欠乏：口内炎，眼球炎，脂漏性皮膚炎，成長障害等
ビタミンB₆	・ピリドキシン，ピリドキサール，ピリドキサミン等，同様の作用をもつ10種以上の化合物の総称 ・アミノトランスフェラーゼ，デカルボキシラーゼ等の補酵素として，アミノ酸，脂質の代謝，神経伝達物質の生成等に関与する ・欠乏：皮膚炎，動脈硬化性血管障害，食欲不振等
ビタミンB₁₂	・シアノコバラミン，メチルコバラミン，アデノシルコバラミン，ヒドロキソコバラミン等，同様の作用をもつ化合物の総称 ・アミノ酸，奇数鎖脂肪酸，核酸等の代謝に関与する酵素の補酵素として重要である他，神経機能の正常化，及びヘモグロビン合成にも関与する ・欠乏：悪性貧血，神経障害等
ナイアシン	・体内で同じ作用をもつニコチン酸，ニコチン酸アミド等の総称 ・酸化還元酵素の補酵素の構成成分として重要である ・生体中に最も多量に存在するビタミンである ・食品からの摂取以外に，生体内でトリプトファンから一部生成されるが，60 mgのトリプトファンからできるナイアシンは1 mgとされている ・欠乏：皮膚炎，下痢，精神神経障害を伴うペラグラ，成長障害等
葉酸	・補酵素として，プリンヌクレオチドの生合成，ピリジンヌクレオチドの代謝に関与する ・アミノ酸，たんぱく質の代謝においてビタミンB₁₂とともにメチオニンの生成，セリン−グリシン転換系等に関与する ・特に細胞の分化の盛んな胎児にとっては重要な栄養成分である ・欠乏：巨赤芽球性貧血，舌炎，二分脊柱を含む精神神経異常等
ビオチン	・カルボキシラーゼの補酵素として，炭素固定反応や炭素転移反応に関与する ・長期間にわたり生卵白を多量に摂取した場合に欠乏症がみられる ・欠乏：脱毛や発疹等の皮膚障害，舌炎，結膜炎，食欲不振，筋緊張低下等
パントテン酸	・補酵素であるコエンザイムA，及びアシルキャリアータンパク質の構成成分であり，糖，脂肪酸の代謝における酵素反応に広く関与している ・欠乏：皮膚炎，副腎障害，末梢神経障害，抗体産生障害，成長阻害等
ビタミンC （アスコルビン酸）	・生体内の各種の物質代謝，特に酸化還元反応に関与するとともに，コラーゲンの生成と保持作用を有する。さらに，チロシン代謝と関連したカテコールアミンの生成や脂質代謝にも密接に関与している。 ・食品中では，L−アスコルビン酸（還元型）とL−デヒドロアスコルビン酸（酸化型）の両方が存在するが，その効力は同等とみなされている ・欠乏：壊血病等

トリプトファンの成分値がある場合には，次式により計算する。

ナイアシン当量(mg NE) = ナイアシン(mg) + 1 / 60トリプトファン(mg)

トリプトファン量が未知の場合にはたんぱく質量の約1％がトリプトファン量とみなして次式により計算する。

ナイアシン当量(mg NE) = ナイアシン(mg) + たんぱく質量(g)

× 1000(mg/g) × 1 / 100 × 1 / 60

第1章　食品の一般成分分析

9. ビタミンの定量

2）測　定　法

（1）ビタミン類の食品からの抽出

　食品中のビタミン類を定量するためには，まずは食品からビタミンを抽出することになるが，水溶性と脂溶性，安定性や含有状態の違い等から各ビタミンの抽出方法が異なる。また，酵素処理や誘導体化の必要があるビタミンもあるため，ビタミン類は一斉分析することができず，時間と手間のかかる分析を要する。ビタミン類を定量するには，高速液体クロマトグラフを用いた機器分析による方法と乳酸菌と酵母を用いた微生物学的定量法のどちらかで行うことになる。それぞれのビタミンを高速液体クロマトグラフ法か微生物学的定量法のどちらで定量するかは，表1−19及び表1−20に示した。脂溶性ビタミンの全てと水溶性ビタミンのうちビタミンB$_1$，ビタミンB$_2$，ビタミンCは高速液体クロマトグラフ法，それ以外の水溶性ビタミン6種類（ビタミンB$_{12}$，葉酸，ビオチン，ナイアシン，パントテン酸）は微生物学定量法を用いる。

（2）高速液体クロマトグラフ法：ビタミンCの定量

　ここでは，高速液体クロマトグラフ法により定量を行うビタミンCを例にあげる。手順はフローチャートに示した通りである（56頁）。食品中にはビタミンCの還元型であるL−アスコルビン酸と酸化型のL−デヒドロアスコルビン酸の両者が存在し，その効力は同等とみなされている（図1−24）。すなわち，この両者をあわせて定量する必要がある。そのため，食品中のビタミンCの定量には，滴定により還元型のL−アスコルビン酸のみを定量するインドフェノール法（図1−25）は適さず，高速液体クロマトグラフを用いた分析を行うことになる。それでは実際の手順をみてみよう。まず，食品試料からメタリン酸溶液を用いてビタミンCを抽出する。次に，フローチャートに示した誘導体化の工程において，抽出した全てのビタミンCを酸化型のL−デヒドロアスコルビン酸とした後，2,4−ジニトロフェニルヒドラジンにより誘導体化を行う。続いて，生成した誘導体を反応液から酢酸エチルで抽出後，脱水処理を経て高速液体クロマトグラフで分析する。これとは別に，濃度が明らかなビタミンC溶液（標準溶液）から調製した誘導体も高速液体クロマトグラフで分析し，その結果から検量線を作成する。食品試料の分析結果に作成した検量線を適用することで還元型及び酸化型ビタミンCの全含有量を明らかにできる。なお，水溶性であるビタミンCを順相系カラムと可視部吸収検出器（495 nm）を組み合わせた高速液体クロマトグラフにより分析できるのは，酸化型のL−デヒドロアスコルビン酸を誘導体としているからであり，本方法では誘導体化の反応が必須なのである。

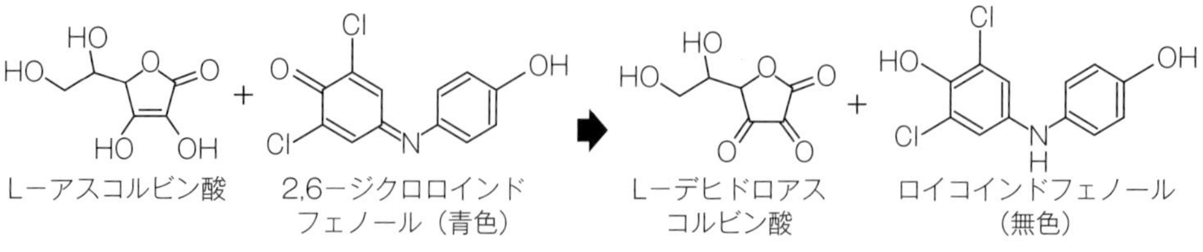

図1−25　インドフェノール法

表1-18 ビタミン類定量のための試料調製方法

成　分	試料調製法
レチノール	ケン化後，不ケン化物を抽出分離，精製
α-カロテン，β-カロテン，β-クリプトキサンチン	ヘキサン-アセトン-エタノール-トルエン混液抽出後，ケン化，抽出
ビタミンB_1	酸性水溶液で加熱抽出
ビタミンB_2	酸性水溶液で加熱抽出
ビタミンC	メタリン酸溶液でホモジナイズ抽出，酸化型とした後，オサゾン生成
ビタミンD	ケン化後，不ケン化物を抽出分離
ビタミンE	ケン化後，不ケン化物を抽出分離
ビタミンK	アセトンまたはヘキサン抽出後，精製
ナイアシン	酸性水溶液で加圧加熱抽出
パントテン酸	緩衝液で加圧加熱抽出後，アルカリホスファターゼ，ハト肝臓アミダーゼ処理
ビオチン	酸性水溶液で加圧加熱抽出
ビタミンB_12	緩衝液及びシアン化カリウム溶液で加熱抽出
葉酸	緩衝液で加圧加熱抽出後，プロテアーゼ処理，コンジュガーゼ処理
ビタミンB_6	酸性水溶液で加圧加熱抽出

表1-19 高速液体クロマトグラフ法による定量

成　分	使用カラム	検出器
レチノール	ODS系カラム	紫外部吸収
α-カロテン，β-カロテン，β-クリプトキサンチン	ODS系カラム	可視部吸収
ビタミンB_1	ODS系カラム	蛍光
ビタミンB_2	ODS系カラム	蛍光
ビタミンC	順相型カラム	可視部吸収
ビタミンD	順相型カラムを用いて分取後，逆相型カラムを用いて分析	可視部吸収
ビタミンE	順相型カラム	蛍光
ビタミンK	還元カラム-ODS系カラム	蛍光

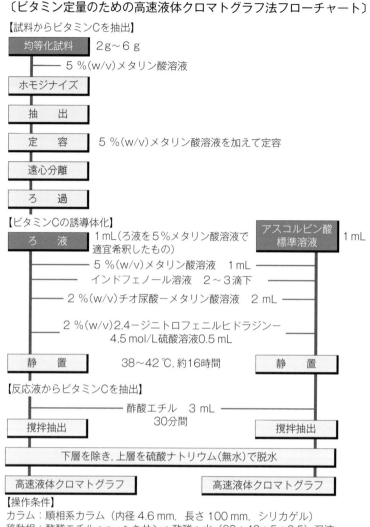

〔ビタミン定量のための高速液体クロマトグラフ法フローチャート〕

【試料からビタミンCを抽出】

均等化試料　2g～6g

―――― 5％(w/v)メタリン酸溶液

ホモジナイズ

抽　出

定　容　　5％(w/v)メタリン酸溶液を加えて定容

遠心分離

ろ　過

【ビタミンCの誘導体化】

ろ　液　　1mL(ろ液を5％メタリン酸溶液で適宜希釈したもの)　　　アスコルビン酸標準溶液　1mL

――――5％(w/v)メタリン酸溶液　1mL――――

――――インドフェノール溶液　2～3滴下――――

――――2％(w/v)チオ尿酸－メタリン酸溶液　2mL――――

――――2％(w/v)2,4－ジニトロフェニルヒドラジン－4,5mol/L硫酸溶液0.5mL――――

静　置　　38～42℃,約16時間　　　　静　置

【反応液からビタミンCを抽出】

――――酢酸エチル　3mL――――
30分間

撹拌抽出　　　　　　　　　　撹拌抽出

下層を除き,上層を硫酸ナトリウム(無水)で脱水

高速液体クロマトグラフ　　　　高速液体クロマトグラフ

【操作条件】
カラム：順相系カラム（内径 4.6 mm，長さ 100 mm，シリカゲル）
移動相：酢酸エチル：n－ヘキサン：酢酸：水（60：40：5：0.5）混液
流速：1.5 mL/分，温度：40℃，波長：495 nm

（3）微生物学的定量法

　微生物学的定量法を適用して測定するビタミンは全て水溶性のものである。微生物を用いるのだから培地に溶ける成分，つまり水溶性ビタミンが対象となる。定量するビタミン（目的ビタミン）を必須栄養素として要求する微生物（試験菌）を使うのがポイントである。目的ビタミンを除いた培地では試験菌が増殖できないが，培地に目的ビタミンを加えることで試験菌が増殖する。このことを利用して検量線を作成することができる。（図1－26）目的ビタミンを除いた培地に食品抽出物を加えて試験菌を接種後，培養液の濁度を測定することで試験菌の増殖を調べる。得られた濁度の値を検量線に適用することで，食品抽出物中，すなわちその食品に含まれる目的ビタミンを定量することができる。

表1-20　微生物学的定量法による定量

成　分	試験菌
ナイアシン	*Lactobacillus plantarum* ATCC8014
パントテン酸	*Lactobacillus plantarum* ATCC8014
ビオチン	*Lactobacillus plantarum* ATCC8014
ビタミンB$_{12}$	*Lactobacillus delbrueckii* subsp. *lactis* ATCC7830
葉酸	*Lactobacillus rhamnosus* ATCC7469
ビタミンB$_6$	*Saccharomyces cerevisiae* ATCC9080

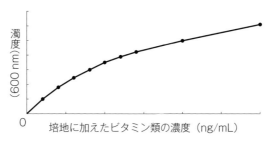

図1-26　微生物学定量時の検量線の例

　これが微生物学的定量法の原理である。微生物学的定量法は，試料中の夾雑成分の影響をそれほど受けることなく低濃度領域まで測定できる検出感度に優れた方法である。しかし，検量線の測定範囲が狭く，試験菌の生育状況が結果に影響を及ぼす場合があるため，使用する試験菌の活性を一定に保つことが重要となる。また，高速液体クロマトグラフ法と比較して，分析結果を得るまでに時間を要すること，分析精度が若干劣ることが欠点となる。ただし，一度に分析できる試料数を容易に増やせ，なにより測定感度が500倍から150000倍ほど高いことは微生物学的定量法を用いる最大のメリットである。

【演習問題】
　次の文章の中から正しい文章を選びなさい。
1．ビタミンB$_1$は酸性では不安定で，試料の調製法はアルカリ性水溶液で抽出する。
2．ビタミンKは水溶性ビタミンで，アセトンやヘキサン抽出は不適切である。
3．ビタミンCには，還元型と酸化型がある。
4．プロビタミンAは，主に動物性食品に多い。
5．チアミンとはビタミンB$_2$の化学名である。

🏛 10.　有機酸の定量

1）有機酸について

　有機酸とは，分子中にカルボキシ基（–COOH）を有する有機化合物の総称である。食品に含まれる代表的な有機酸は，酢酸，酪酸，乳酸，リンゴ酸，酒石酸，クエン酸，アスコルビン酸等がある。例えば，食酢の酸味成分は，酢酸であり，示性式はCH_3COOHである。酢酸は，メチル基（$–CH_3$）にカルボキシ基が結合した構造であり，分子内にカルボン酸を1つ含む。また，レモンの酸味成分は，主にクエン酸であり，分子内にカルボン酸を3つ含む（表1 –21）。

　ここで，酸の定義を復習しよう。酸とは，アレニウスの定義により，「水に溶けて水素イオン（H^+）を生じる物質」とした（1887年）。食酢の酸味成分である酢酸（CH_3COOH）は，水溶液中で水素イオン（H^+）と酢酸イオン（CH_3COO^-）に一部が電離する。したがって，カルボン酸を含む有機酸は，酸として分類される。また，カルボン酸の水溶液中での電離は一部であるため，弱酸*に分類される。食品に含まれる有機酸のほとんどが，カルボン酸を有するものである（表1 –21）。

　＊　塩酸（HCl）は，水溶液中で完全に水素イオン（H^+）と塩化物イオン（Cl^-）に電離するため，強酸に分類される。

表1 –21　食品に含まれる主な有機酸の種類，換算係数，構造式

有機酸	英語名	食品名	分子式	COOH数	換算係数	構造式
酢酸	acetic acid	食酢，酢漬	$C_2H_4O_2$	1	6.0	
酪酸	butyric acid	バター	$C_4H_8O_3$	1	8.8	
乳酸	lactic acid	乳製品，発酵漬物	$C_3H_6O_3$	1	9.0	
リンゴ酸	malic acid	りんご，もも，かき	$C_4H_6O_5$	2	6.7	
酒石酸	tartaric acid	ぶどう	$C_4H_6O_6$	2	7.5	
クエン酸	citric acid	柑橘類	$C_6H_8O_7$	3	6.4	
アスコルビン酸	ascorbic acid	レモン，パプリカ	$C_6H_8O_6$	(1)	8.8	

注）換算係数：0.1 mol/L水酸化ナトリウム溶液1 mLの相当する有機酸のmg数

出典）松井利郎・松本 清共編『食品分析学 機器分析から応用まで』2015，p.175.

これら有機酸は，食品によってその含有量や種類等の含有パターンが異なっており，食品の味覚や視覚，保存性等の面で重要な成分となっている。

　味覚について，果物では酸味が強いものや甘味とともに絶妙な風味を出しているもの，また，発酵食品等の加工食品では，乳酸飲料，漬け物，酢漬等で酸味の風味は重要である。また，視覚においても，pHにより色調が変化する成分が含まれている食品では，有機酸等の種類や含有量による影響を受けやすく，食品の視覚にも影響する。例えば，梅干しの赤色は，赤しその葉に含まれるアントシアニンによるもので，梅干しに含まれるクエン酸により酸性となり，鮮やかな赤色に染まる。アントシアニンは，pHにより色調が変化し，一般的に酸性で赤色を示す。

　保存性については，一般的に食品では，pHが微生物の生育に影響を与えることが知られているが，食品のpHが低いほど保存性が高まるとされている。例えば，ソルビン酸等の酸型保存料は，広範囲の微生物に対して抗菌性を示す。また，食品中の成分は，pHの変化で溶解したり析出したりする場合もあるため，飲料等においては，保存中の濁りや沈殿が問題となる。

　このように，食品のpHを管理することは，食品の特性を知る上で重要であるため，現在いくつかの有機酸の分析法が確立されている。食品には，様々な有機酸が含まれているが，各有機酸の種類や含有量に関係なく，食品に含まれる全ての有機酸の総量を知りたい場合，中和反応を利用した中和滴定法（酸塩基滴定法）が用いられる。また，食品中の各有機酸の組成やそれぞれの含有量を知りたい場合は，高速液体クロマトグラフィー（high performance liquid chromatography：HPLC）法，ガスクロマトグラフィー（gas chromatography：GC）法，キャピラリー電気泳動法（capillary electrophoresis：CE）法等の分析機器が用いられる。

　ここでは，有機酸の総量を求める滴定法，及び各有機酸の定性及び定量分析法として，クロマトグラフィー法について述べる。

2）測 定 法

（1）滴 定 法

　食品に含まれる有機酸の総量を求める場合，一般的に中和反応を利用した滴定法が用いられる。すなわち，食品中の有機酸に対して，ファクター（f）＊を求めた0.1 mol/L水酸化ナトリウム溶液を用いて中和滴定を行う。その際の指示薬は，フェノールフタレイン（PP）が用いられる。中和に要した0.1 mol/L水酸化ナトリウム溶液の滴定量（mL）から，有機酸の総量を計算する。

　＊　ファクター（f）とは，実際（表示）との濃度のズレを表す。力価ともいう。

　滴定法より食品に含まれる有機酸の総量を表す方法として，「滴定酸度」がある。滴定酸度は，食品試料100 gまたは100 mLに対する0.1 mol/L水酸化ナトリウム溶液の滴定値と定義されており，滴定酸度の値が大きいほど，有機酸を多く含むことを意味する。

　滴定とは，特定の化学反応を利用して，濃度を求める定量分析法の一種である。本滴定では，酸と塩基の量的関係を利用して中和反応を行い，濃度既知の塩基（0.1 mol/L NaOH溶液）を用いて，濃度未知の酸（食品中の有機酸）の濃度を求める。これは，酸から生じる水素イオン（H⁺）の物質量と塩基から生じる水酸化物イオン（OH⁻）の物質量が等しいとき，酸と塩基は過不足なく反応して中和することを利用する。この酸と塩基が過不足なく反応して，中和反応が完了する点を当量点（中和点）といい，強酸と強塩基の場合は，pH 7（中性）となるが，酸と塩基の種類により当量点のpHは異なる（図1－27）。

　有機酸の滴定法では，食品に含まれる酸の量を求めるため，濃度既知の塩基（0.1 mol/L NaOH溶液）で滴定する。また，先述の通り，食品に含まれる有機酸には，カルボン酸を含むため，弱酸である。そのため，弱酸と強塩基の当量点は，塩基側に偏る（図1－25）。

　中和反応の完了（終点）を見極める方法として，一般的に指示薬*¹が用いられている。例えば強酸と強塩基では，pH 7が当量点であるため，pH 7で変色するブロモチモールブルー（BTB）が用いられる。一方，弱酸と強塩基の当量点は，塩基側に偏っているため，pH 8～pH 10で変色（無→ピンク）するフェノールフタレイン（PP）が用いられる。

　＊1　指示薬の他に，pHメーターを用いて直接pHを測定しながら滴定を行う場合もある。

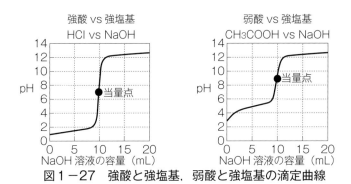

図1－27　強酸と強塩基，弱酸と強塩基の滴定曲線

【実験の流れ】

　a. 試料の準備　　1 mL（液体試料の場合）または約10 g（固体試料の場合）を精秤*²する。固体試料の場合は，乳鉢と乳棒等で磨砕し，水を加えて定容したのち，ろ紙を用いてろ過する。

　＊2　**精秤**：電子天秤等を用いて，正確な質量をはかり取ること。

　b. 0.1 mol/L水酸化ナトリウム溶液の準備　　0.1 mol/Lとなるように水に水酸化ナトリウムを溶解する。その後，濃度既知の酸性標準試薬を用いて滴定し，ファクター（f）*³を計算する。例えば，0.100 mol/L NaOH溶液を調製しようとして，0.105 mol/L NaOH溶液を調製した場合，$f = 0.105/0.100 = 1.050$となる。

　＊3　ファクター（f）を求めることを「標定」という。また，食品中の有機酸の濃度を求めることを「定量」という。

　c. 滴　　定　　aで調製した試料を適切に希釈し，ホールピペットを用いて正確な容

量をはかり取り，１％フェノールフタレイン指示薬を２～３滴加え，bで調製した0.1 mol/L水酸化ナトリウム溶液で滴定する。試料溶液の色が，無色からピンク色に変化したところの滴定値を読む。

【実験例】梅干しの有機酸

梅干しの可食部10.2162 gを採取した。これを乳鉢と乳棒を用いて磨砕し，メスフラスコで250 mLに定容した。これをろ過し，ホールピペットで20.0 mLを正確に計り取り，コニカルビーカーに入れた。そこに１％PPを２滴加え，ビュレットに入れた0.1 mol/L 水酸化ナトリウム溶液（f = 1.050）で滴定したところ，4.18 mLでピンク色になった。

【滴定酸度の計算】

滴定酸度とは，100 gにおける0.1 mol/L水酸化ナトリウム溶液の滴定値で表されるため，試料の希釈や水酸化ナトリウムのファクターを考慮すると，滴定酸度と有機酸の含有量は下記のように計算できる。

$$滴定酸度 = 4.18 \times \frac{100}{10.2162} \times \frac{250}{20.0} \times 1.050 = 537$$

有機酸量（クエン酸換算）

有機酸(mg) = 滴定酸度 × NaOH溶液1 mLに相当する有機酸量*(mg)

梅干しの有機酸(g/100g) = 537 × 6.40 mg = 3436.8 mg = 3.44 g

梅干しの有機酸(%) = 3.44 %

＊　クエン酸では，0.1 mol/L NaOH溶液1 mLに相当する有機酸が6.40 mgである（表１−20）。

（２）クロマトグラフィー法

クロマトグラフィー（chromatography）とは，混合体から目的とする成分を分離する操作のことをいう。食品に含まれる有機酸について，滴定法では，その種類や含有量に関係なく，全有機酸の総量として定量する。一方で，クロマトグラフィー法では，食品試料に含まれるそれぞれの有機酸を分離することができるため，その種類（定性）と含有量（定量）を知ることができる。現在，クロマトグラフィーを用いた有機酸の定性・定量分析には様々な手法が用いられているが，ここでは一般的な高速液体クロマトグラフィー（HPLC）法，及びガスクロマトグラフィー（GC）法について述べる。

【高速液体クロマトグラフィー】

高速液体クロマトグラフィー（HPLC）は，移動相に液体（溶媒）を用いて，試料に含まれる成分を分離する手法である。高速液体クロマトグラフィーの装置は，基本的に溶媒を高流速（高圧）で送る「ポンプ」，成分の分離の場である「カラム」，分離した成分を検出する「検出器」で構成される（詳しくは液体クロマトグラフィー法の項，p.102～を参照）。

有機酸のHPLC分析では，いくつかのカラムや検出器の中から適したものを組み合わせて用いることで，解析可能なクロマトグラムを得ることができる。得られたクロマトグラムと標準物質のそれを比較することにより，保持時間から有機酸の成分組成が分かり（定性分析），またそれぞれのピークの面積値からその有機酸の含有量を求めることができる（定量分析）。図１−29には，有機酸の標準物質混合物のクロマトグラムを示す。

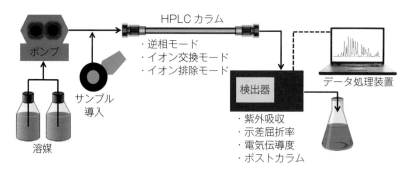

図1−28　高速液体クロマトグラフィーの基本構成図

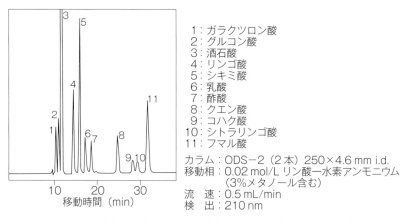

1：ガラクツロン酸
2：グルコン酸
3：酒石酸
4：リンゴ酸
5：シキミ酸
6：乳酸
7：酢酸
8：クエン酸
9：コハク酸
10：シトラリンゴ酸
11：フマル酸

カラム：ODS−2（2本）250×4.6 mm i.d.
移動相：0.02 mol/L リン酸一水素アンモニウム
　　　　（3%メタノール含む）
流　速：0.5 mL/min
検　出：210 nm

図1−29　逆相モードによる標準有機酸混合液のクロマトグラム

出典）E.G.Romero, et al., Determination of organic acids in grape musts, wines and vinegars by high−performance liquid chromatography, *Journal of Chromaotography A*, 655, 1993, pp.111−117.

　HPLC法の有機酸分析において，いくつかの分離モード（イオン排除，イオン交換，逆相モード）があり，近年ではイオン排除モードが多用されている。現在，各社から分離モードに対応した様々なHPLCカラムが発売されている。移動相は，使用するカラムにより適した溶媒を選択する必要がある。また，分離した有機酸を検出する方法としてもいくつかあり，紫外吸収，示差屈折率，電気伝導度，ポストカラム法等がある。それぞれの分離モード及び検出法について，その種類や特徴を表1−22，及び表1−23にまとめた。

表1−22　有機酸の分離に用いられる分離モード

分離モード	特　徴
イオン排除	・充填剤：水素型陽イオン交換樹脂 ・有機酸がイオン交換体との相互作用による分布比で分離
イオン交換	・充填剤：正イオンの樹脂 ・移動相と有機酸の負イオンが正イオンと奪い合うことで分離
逆相モード[注1]	・充填剤：担体の表面に疎水性のアルキル基（C18）を化学結合 ・疎水的相互作用により分離

注1）　有機酸分析では，有機酸が親水性のために十分な保持や選択性が得られないため，それほど用いられていない。ただし，最近では，親水性の高い成分も十分に保持できるカラムが開発されている。

表1−23　有機酸の検出に用いられる方法

分離モード	特　徴
紫外吸収 （200〜210 nm）	・カルボキシ基による紫外吸収を検出 ・最も一般的かつ簡便な検出法 ・この波長領域では，多くの有機化合物が吸収を有するため，夾雑物による妨害がある
示差屈折率	・様々な化合物を検出可能 ・夾雑物による妨害がある ・選択性が低く，感度も悪い
電気伝導検出	・様々な化合物を検出可能 ・移動相のバックグラウンド電気伝導度を下げる必要がある
pH指示薬法－可視吸光検出	・有機酸によるpH指示薬の色変化を利用 ・酸性化合物を特異的に検出可能 ・直線性や操作性に難がある
pH緩衝化法－電気伝導検出	・イオン排除モードで用いられる酸性移動相を中和 ・感度や選択性に優れる ・検量線の直線領域が広いため，広範囲の濃度に対応できる

【ガスクロマトグラフィー】

　ガスクロマトグラフィー（GC）は，装置に導入された混合試料が，試料気化室で気化した後，キャリアガスの流れに伴って，カラム内で分離する手法である。GCでは，試料に含まれる成分を気化させなければならないため，有機酸分析では，前処理を行う必要がある（詳しくはガスクロマトグラフィー法の項目，p.108〜参照）。

　有機酸を気化させるための前処理として，ブチルエステル誘導体化が一般的に行われている。有機酸のブチルエステル化は，水酸化ナトリウムにより中和し，カルボン酸をナトリウム塩にした後，ブタノール，無水硫酸ナトリウム，濃硫酸を加えて加熱する。その後，エステル化物をヘキサンに転溶し，後処理及び希釈を行い，GC分析用試料*とする。

　　＊　GC分析の一般的な条件　カラム：20% Silicone DC560, Disolid L（3 mm i.d. × 2 mガラスカラム），昇温：60℃（0〜6分），250℃（5℃/分），キャリアガス：窒素（60 mL/min），FID検出器温度：260℃。GC分析より得られたGCクロマトグラフは，HPLC分析と同様に，保持時間より定性を，面積値より定量を行うことができる。

■参考文献■
宇田 靖・大石祐一編著『わかりやすい食品の基礎と機能性分析法』アイ・ケイコーポレーション，2015.

【演習問題】
　次の文章の中から正しい文章を選びなさい。
1．食品に含まれる有機酸の構造中には，弱酸を示すカルボン酸を含む。
2．食品の滴定酸度を求める滴定法では，指示薬としてBTBを用いる。
3．滴定酸度とは，試料100 gまたは100 mLに対する1 mol/L水酸化ナトリウム溶液の滴定値である。
4．滴定酸度を求める滴定法では，食品に含まれる各有機酸の種類と含有量が分かる。
5．有機酸のHPLC分析の分離モードでは，イオン分配モードがよく使われる。

11.　核酸関連物質の分析

1）核酸関連物質について

　核酸は，塩基とペントースとリン酸，各1個ずつからなるヌクレオチドを基本の構成単位としており，DNAやRNAはヌクレオチドが重合した高分子核酸である。DNAは，生物の構造や働きを決める設計図となる遺伝情報を担う分子であり，その遺伝情報を子孫へと伝達することや，遺伝情報に基づき生物の形をつくり活動させるといった役割がある。ほとんどの食品は，植物あるいは動物由来であることから，食品中には核酸及びその関連物質が含まれている。食品中の核酸は，動植物が生命活動を営んでいた時と同じ状態で存在しているものと，時間経過や加工により状態が変化したものがある。例えば，しょうゆやみそにおいて原料の大豆のDNAは，発酵中に微生物の酵素作用により，ヌクレオチドの単位にまで分解される。また，生体内のエネルギー化合物として働くアデノシン三リン酸（ATP）もヌクレオチドの一種である。畜肉や魚肉中においては，死後直後から細胞内酵素の作用によりATPの分解が始まり，ATPはアデノシン一リン酸（AMP）を経て5'-イノシン酸（IMP）へと変化する。

　食品成分において，全体に占める核酸の割合は少なく，日本食品標準成分表2015年版（七訂）には記載されていない。核酸中の塩基には窒素が含まれていることから，成分表ではたんぱく質に含まれている。しかし，核酸関連物質は次のような場合に，定量または定性される。

① **うま味成分としての含有量の測定**：うま味成分としては，IMPや5'-グアニル酸が代表的なものであり，それぞれかつお節及びしいたけに多く含まれている。

② ***K*値による鮮度判定**：魚肉中のATPは，死後経過時間とともに分解が進行し，IMPを経て，イノシン（HxR）やヒポキサンチン（Hx）となる。ATPからHxまでの各化合物の総量に占めるHxRとHxの割合から，魚肉の鮮度を算出する。

③ **プリン体含有量の測定**：プリン体とはプリン塩基を含む化合物の総称で，核酸とプリン塩基，これを含むヌクレオチド，ヌクレオシド等である。食事から摂取されるプリン体は，最終的に尿酸に代謝されるが，生体内の過剰な尿酸は痛風の原因となる。このため食品及びアルコール飲料中のプリン体含量が調べられている。

④ **食物アレルゲンの確認**：アレルギー物質を含む食品については，健康危害の発生防止の観点から加工食品には表示が義務化されている。アレルギー物質を含む食品の検査方法では，確認検査として加工食品より核酸を抽出し，PCR法*が行われる。増幅の有無を電気泳動にて確認することでアレルゲンを検知する。

＊　**PCR**（polymerase chain reaction）**法**：目的のDNA領域（鋳型DNA）に相補する短いDNA断片（プライマー）が結合した後に，DNA複製酵素（ポリメラーゼ）が作用することで，特定のDNA領域を

増やす方法である。反応産物も鋳型DNAとなり，連続的にポリメラーゼ反応を行うことで，少量の
DNAから増幅することが可能となる。

⑤ **食品表示の品種，遺伝子組換えの有無を確認する場合**：各食品の原材料品種に特
有の配列や遺伝子組換え体に特有の配列を利用して，PCR増幅あるいは制限酵素
処理を行った後，電気泳動にてバンドパターンを比較することで品種判別や遺伝
子組換えの有無等を確認する。

2）測 定 法

（1）クロマトグラフィー法

核酸関連物質の定性・定量分析において，前述の①～③の場合には，高速液体クロマト
グラフィー（HPLC）が用いられる。HPLCにより分離した核酸は，核酸関連化合物が紫
外部に極大吸収（260 nm）を示すことから，UV検出器が用いられている。近年，HPLCと
質量分析計を用いたLC－MS分析も行われている。

HPLCに供する試料の調製では，食品に内在する酵素を失活させ，たんぱく質を除去し
た清澄な溶液が必要である。食品をホモジナイズする際に，過塩素酸やトリクロロ酢酸，
トリフルオロ酢酸等を加え，徐たんぱく質処理する。その後，遠心分離して得た上澄みを
中和したものを試料とする。還元型ピリミジンヌクレオチドを分析する場合は，酸による
徐たんぱくでは不安定となるため，水酸化カリウムで徐たんぱく処理を行った後，中和す
る。

HPLCは対象とする物質の特性を利用して分離する方法であり，3つの特性（極性，
電荷，分子サイズ）に対応した分離モード〔逆相/順相，イオン交換，サイズ排除クロマトグ

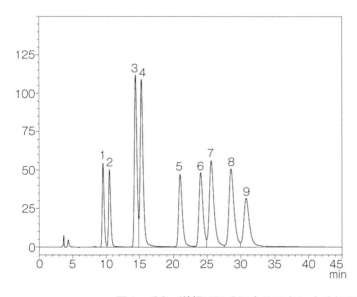

1：デオキシシチジル酸
2：シチジル酸
3：デオキシアデニル酸
4：アデニル酸
5：チミジル酸
6：ウリジル酸
7：デオキシグアニル酸
8：グアニル酸
9：イノシン酸

カラム：InertSustain
NH2, φ3.0 mm×250
mm［ジーエルサイエンス
株式会社］
移動相：20 mmol/L リン
酸緩衝液（pH 2.03）及び
アセトニトリルの混液
（50：50）
流　量：0.4 mL/min
カラム温度：40 ℃
測定波長：260 nm
注 入 量：10 μL

図1－30　逆相HPLCによるヌクレオチドの分離
出典）（一財）日本食品分析センター多摩研究所より提供．

ラフィー（SEC）〕がある。核酸関連物質の分析は，逆相クロマトグラフィーが一般的であり，担体（シリカゲル）にオクタデシル基を化学結合した充填剤としたカラム（C18カラム），溶離液としてリン酸緩衝液とアセトニトリルを用いる。さらに，分離をよくするためにテトラブチルアンモニウムやトリエチルアミン等のイオン対試薬*を用いたイオン対逆相クロマトグラフィーが行われている。また，ヌクレオチドの分析では溶離液にリン酸緩衝液とアセトニトリル混液を用いて，アミノプロピル基を化学修飾したカラム（InertSustain NH 2）による分析も行われる（図1 –30）。

> *　**イオン対試薬**：分子内に正の解離基と疎水性官能基を有する化合物で，負に解離したオリゴヌクレオチドとイオン対を形成する。これによりC18のような逆相充填剤への保持が高まることで，分離能が向上する。

（2）電気泳動法

　食品分析において核酸の電気泳動は，前述の④〜⑤の場合に用いられる。一般的な電気泳動法としては，ポリアクリルアミドゲル電気泳動とアガロースゲル電気泳動があるが，高分子核酸に対してはアガロースゲル電気泳動が適している。食物アレルゲンとなる食材*や農産・畜産物の品種判別，遺伝子組換え食品の検知では，それぞれに特有のDNA配列を，DNAポリメラーゼを用いて増幅するPCR法が用いられている。PCR後に増幅したDNA断片が電気泳動上で確認されれば，該当の原料の存在が確認される。また，こめのように複数の近縁種が存在するものの判別においては，複数の増幅断片が得られるが，品種間で異なる断片が得られる。それらを電気泳動にて分離し，そのパターンを比較することで，近縁種間でも品種判別が可能となる（図1 –31）。

> *　表示義務のある7品目（卵，牛乳，小麦，そば，落花生，えび，かに）の1次スクリーニングは，たんぱく質による判別が行われ，2次検査（確認試験）では5品目（卵と牛乳以外）でPCR法による遺伝子解析が行われる。

　試料からのDNA抽出は，CTAB法*やシリカゲル膜タイプのキット（QIAGEN DNeasy Plant Mini），イオン交換樹脂タイプのキット（QIAGEN Genomic – Tip 20/G）等が用いられている。シリカゲル膜タイプキットは比較的加工度の低い食品に，イオン交換樹脂タイプは加工度の高い食品で用いられている。抽出されたDNAは純度を確認したのち，目的塩基配列をPCR法にて増幅し，得られたDNA断片を電気泳動にて分離，染色して検出する。

> *　**CTAB**（Cetyl trimethyl ammonium bromide）**法**：DNA抽出法の一つである。CTABは陽イオン界面活性剤であり細胞からのDNA溶出を促進するとともに，糖やたんぱく質等，DNA以外の成分と複合体を形成し不溶化することから，一般的なDNA抽出法として用いられている。

　電気泳動では，アガロースゲル電気泳動が行われる。アガロースは，加熱すると水に溶解し，冷却するとらせん状に絡まりあい，網目構造をもつゲルを形成する。アガロースゲルの網目（空隙）のサイズは，アガロース濃度により調整が可能で，濃度が高くなると空隙は小さくなる。DNAは負に帯電したリン酸基を含むため，分子全体が負電荷となる。そのため，アガロースゲルのウェル（穴）にDNA溶液を添加し，通電するとDNA断片は

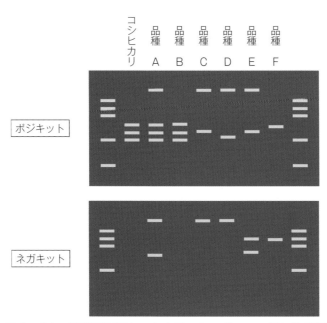

図1−31　品種判別用キットを用いたアガロース電気泳動例

注）コシヒカリと品種A～Fの泳動パターンを比較した。ポジキット（上段）ではコシヒカリと同じパターンを示す。ネガキット（下段）では，コシヒカリのみPCR法で増幅しない。品種Bがコシヒカリと判定できる。

出典）日本分析化学会　表示・起源分析技術研究懇談会編『食品表示を裏づける分析技術−科学の目で偽装を見破る−』東京電機大学出版局，2010，p.96の図を参照し，作図.

陽極（＋）へと移動する。その際，アガロースゲル内の網目構造によりサイズごとに移動度が変化する。電気泳動終了後，エチジウムブロマイドやサイバーグリーン等により染色することで，分離した核酸断片を検出することができる。

【演習問題】

　次の文章の中から正しい文章を選びなさい。

1．ヌクレオチドは，塩基とペントースで構成されている。

2．DNA中の塩基は，負に帯電している。

3．核酸は，515 nmに極大吸収を有する。

4．アレルギー物質を含む食品の検査には，DNAを試料とするものがある。

5．アガロースゲル電気泳動では，DNAの等電点が高い順に分離する。

12.　色素の分析

1）色素について

　食品の色は，味や香りとともに，食品のおいしさ（二次機能）を構成する重要な因子である。視覚から得られる色の情報は，食欲の増進・抑制に関与するだけでなく，食品の食べ頃や鮮度・品質にも関与し，それらの判定に利用される。食品に含まれる色素は，天然色素と合成色素に分類され，天然色素はさらに植物性色素と動物性色素に分類される。また，色素には調理・加工・保存の際に食品中に新たに生成するものもある。食品中にある色素の中でも植物性色素は種類が多く，基本骨格の違いからポリフィリン系色素（クロロフィル），カロテノイド系色素，フラボノイド系色素，アントシアン系色素，及びベタレイン系色素等に分類される。

（1）ポルフィリン系色素（クロロフィル）

　ポルフィリン系色素のひとつであるクロロフィルは，主に植物の葉緑体に含まれる脂溶性色素である。構造の特徴は，ポルフィリン骨格であり，中心部にマグネシウムイオンが配位し，これに長鎖アルコール（フィトール）がエステル結合することで脂溶性を高めている（図1－

クロロフィルa：R=CH₃
クロロフィルb：R=CHO

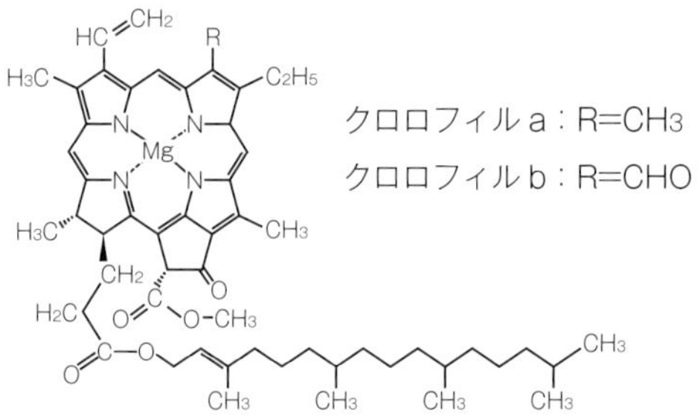

図1－32　クロロフィルの化学構造

32）。植物には，青緑色のクロロフィルaと黄緑色のクロロフィルbが含まれており，クロロフィルaが多い植物ほど緑色が強くなる。クロロフィルの安定性は低く，アルカリ性下ではフィトール及びメチル基が外れてクロロフィリンとなる。酸性下ではマグネシウムが脱離してフェオフィチンとなり，加熱や酵素反応でフィトールが外れると，光過敏症の原因物質で褐色のフェオフォルバイドとなる。

（2）カロテノイド系色素

　カロテノイドは，植物の葉緑体の他，根や果実等に含まれる脂溶性色素であり，食物連鎖を介して動物性色素としても存在する。カロテノイドには，炭化水素であるβ－カロテン等のカロテン類と酸素を含むゼアキサンチン等のキサントフィル類があり（図1－33），数百種類以上の存在が知られている。構造の特徴は，複数のイソプレン単位からなる炭素骨格であり，共役二重結合により可視光の短波長帯が共吸収されるため黄橙色から赤橙色を呈する。カロテノイドは，酸素，光，熱等に対し不安定であるが，これは分子内の共役二重結合が一重項酸素等の活性酸素種と反応し，抗酸化能を発揮する際に酸化分解や異性化を起こすためである。

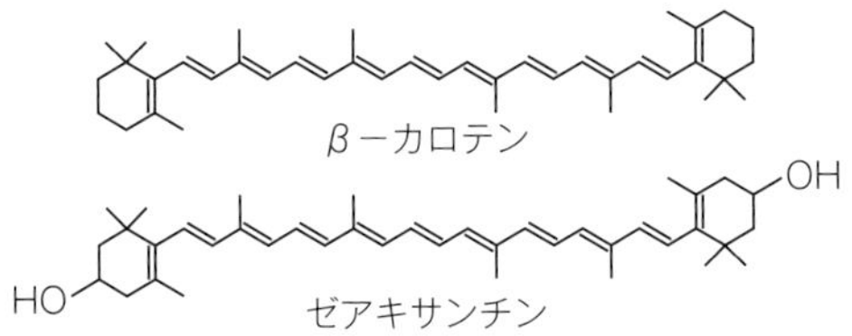

図1−33 代表的なカロテノイドの化学構造 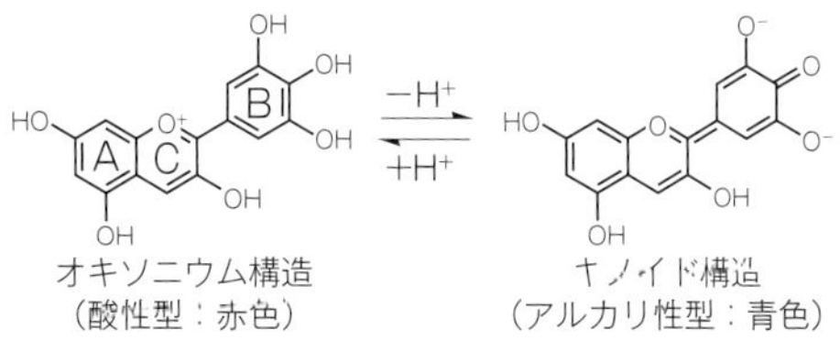　図1−34 アントシアンのpHによる変化

（3）アントシアン系色素

　アントシアンは，アントシアニジン（アグリコン）とそれに糖が結合したアントシアニン（配糖体）を併せた総称であり，植物の花や果実等に配糖体として含まれる水溶性色素である。構造の異なるアントシアニジンに対し様々な糖や有機酸等が多様に結合し，その数は数百種類以上にもなる。基本骨格（$C_6-C_3-C_6$）からフラボノイド系色素にも分類されるが，他のフラボノイドとは異なりC環1位の酸素が正に帯電したオキソニウム構造によりpHで色が変化する性質を備えている（図1−34）。アントシアンの色は，酸性条件下（オキソニウム構造）で赤色から赤紫色を呈し，アルカリ性条件下（キノイド構造）で青紫色から青色を呈するが，アルカリ性条件に長時間さらされると酸化分解して退色する。また，酸素，光，熱等に対し不安定である。

2）測　定　法

　食品中の色素の測定法には，ペーパークロマトグラフィー，薄層クロマトグラフィー（thin−layer chromatography：TLC），カラムクロマトグラフィー及び高速液体クロマトグラフィー（high performance liquid chromatography：HPLC）等の液体クロマトグラフィーが利用される。液体クロマトグラフィーによる分離では，固定相と呼ばれる担体と移動相と呼ばれる展開溶媒が用いられ，物質の移動速度が固定相と移動相のどちらに高い親和性を示すかによって変化することで，物質を分離することができる。すなわち，移動相の方に親和性が高い成分の移動速度は速くなり，固定相の方に親和性が高い成分の移動速度は遅くなる。親和性を決めるのは，物質の固定相に対する吸着力や溶媒間での分配力等による。

（1）薄層クロマトグラフィー（TLC）によるクロロフィルの分析

　TLCは，ガラス板の上にシリカゲルやアルミナ等を薄く張り付けたもの（固定相）の下部に試料をスポットし（原点），展開溶媒（移動相）に浸すことで移動相が浸み上がり，その際に固定相と移動相に対する親和性に応じて物質が上方に移動することで，成分を分離する方法である。移動相への親和性が大きい物質は移動相とともに速く移動して上方に展開され，固定相への親和性が大きい物質はゆっくりと移動して下方に展開される。移動相が低極性で固定相が高極性の場合には，極性の低い物質ほど移動相と親和性が高く上方に展開される。その際，原点からの移動度によって各色素の固有の移動度（retardation factor：Rf値）が得られる。Rf値は，原点からの各成分の移動距離 b を原点からの展開溶媒の移動距離aで除して算出され，同一条件にて既知物質のRf値を求めておけば，その比

較から各成分を同定できる。異なる分析条件で得られたRf値は比較できない。

　緑葉野菜中には色素としてクロロフィルとカロテノイドが共存しているが，カロテノイドの赤色や橙色は含量の多いクロロフィルの緑色により打ち消されており，葉は緑色を呈する。両色素はともに脂溶性であるため，緑葉野菜から両色素を同時に分離する際には，低極性の溶媒で成分を抽出した後にクロマトグラフィーで分離する。TLCによるほうれんそうの色素の分析例をあげる（図1−35）。クロロフィルとカロテノイドの同時分析の際には，固定相には極性の高いシリカゲルを用い，電気的相互作用によって吸着した物質を石油エーテル・アセトン等の極性の低い移動相を用いて物質を分離する順相クロマトグラフィーが利用される。分析試料は，よくすりつぶした後に，ジエチルエーテル等により浸漬した色素抽出液とする。この試料を原点にスポットしたTLCを展開槽中で展開溶媒（トルエン：プロピルアルコール：エチルエーテル=92：6.5：1）に浸すと，キサントフィル，クロロフィルb，クロロフィルa，カロテンの順で色素が分離され，スポットとして検出される（図1−33）。クロロフィルの分解によりフェオフィチンが生成している場合には，

クロロフィルのスポットの上部にフェオフィチンのスポットが検出される。カロテンとキサントフィルでは，分子内に水酸基をもつキサントフィルはカロテンよりも極性が高く，低いRf値を示す。クロロフィルaがクロロフィルbよりもわずかに高いRf値を示すのは，構造中のメチル基とアルデヒド基の極性の差による（図1−33）。カロテノイドのみを分析対象とする場合には，色素抽出液に水酸化ナトリウムを含むメタノール溶液を加えて試料調製することで，クロロフィルを事前に除去できる。

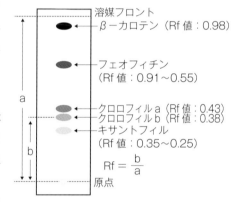

図1−35　ほうれんそう色素のTLC分析

これは，アルカリ性下ではクロロフィルから疎水性のフィトールが外れ，二相分配（高極性の物質は高極性の溶媒に，低極性の物質は低極性の溶媒に移動）で取り除かれることによる。

(2) 高速液体クロマトグラフィー（HPLC）によるアントシアンの分析

　アントシアン系色素は，植物中ではそのほとんどが配糖体であるアントシアニンとして存在している。アントシアニンは，pHに対する感受性が高く，中性以上のpHでは酸化分解により退色するため，抽出・精製・分析の際には，用いる溶媒のpHを低く保ったり，有機溶媒や抗酸化剤を混合したりする等，酸化を抑制するための工夫が必要となる。また，食品によっては含有量が極端に少なく，分析試料の調製が困難な場合もある。そのため，アントシアニンの分析には，TLC等と比較して簡便・迅速かつ高感度に分析できるHPLCが用いられる。アントシアニンの多くは極性が高く，逆相系のODSカラムと水・メタノールあるいは水・アセトニトリル等に酸（トリフルオロ酢酸や酢酸等）を加えた溶媒の

組合せが一般的に用いられる。HPLCのカラムには，粒子径の細かい担体が均一に充填されているため，古典的なカラムクロマトグラフィーよりもカラムの理論段数が高く，極性の近い物質の分離が容易になる。また，単一溶媒を用いるアイソクラティック法に加え，異なる溶出力をもつ2種類の溶媒を混合し，経時的に一方の溶媒の割合を高めるグラジエント法も利用できるため，極性が大きく異なる成分が混在していても分析が可能である。アントシアニンの分析では，検出波長は紫外領域（280 nm～310 nm）あるいは可視領域（510 nm～530 nm）であるが，フォトダイオードアレイ多波長検出器（PDA）を利用することで，他の色素成分との一斉分析も可能である。

　食品中のアントシアニンの分析例として，HPLCによる黒米中のアントシアニンの分析結果を示す（図1-36）。検出波長を520 nmとし，グラジエント法を用いて分離した各物質のピークと標品のピーク（P1，P2，P3）の保持時間を比較することで，極性の近い複数のシアニジン配糖体を分離・同定できる。なお，HPLCの検出器を質量分析計とし，各ピークに含まれる成分の質量情報を取得して組成式を算出することで，標品を用いることなく簡便かつ迅速に同定することが可能であり，近年では分析法の主流となっている。

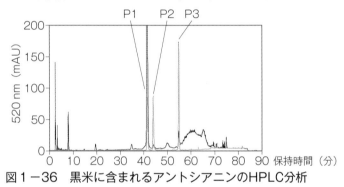

図1-36　黒米に含まれるアントシアニンのHPLC分析

注）1：シアニジン-3-グルコシド　2：シアニジン-3-ルチノシド　3：ペオニジン-3-グルコシド

■参考文献■
小原哲二郎編，北村光雄・草間正夫・菅原龍幸・林 淳三著『四訂 食品・栄養化学実験書』建帛社，1961.
代谷 沢・片岡慶子・勝元みどり「ほうれん草の調理科学的研究」食物学会誌，27号，1972，pp.32-41.
長澤治子編著『食品学実験－基礎から応用まで－第三版』青山社，2013.

【演習問題】
　次の文章の中から，誤っている文章を選びなさい。

1．クロロフィルは，酸性下では不安定でありフェオフォルバイドとなる。

2．シリカゲルに対する親和性は，カロテンがキサントフィルよりも高い。

3．順相クロマトグラフィーでは，クロロフィルaがクロロフィルbよりもRf値が高い。

4．水とヘキサンを用いる二相分配では，高極性の色素が水に分配される。

5．HPLCの移動相（酸を含む水・メタノール）中では，アントシアニンは安定性が高い。

13. 香気成分の分析

1）香気成分について

食品の香気は，嗜好性に影響する重要な因子である。食品中には分子量，沸点や極性等が異なる数十から数千の揮発性成分が含まれており，それぞれの成分の濃度はppm〜pptレベルと極微量である。また香気を構成する各成分は，その構造によって香気の質や閾値（感知可能な最低濃度）が大きく異なる。

食品の香気には，元々含まれる生鮮香気，組織の破壊時に酵素の作用により生じる香気に加えて，調理操作により生じる加熱香気等や，貯蔵中に生成する好ましくないオフフレーバー等がある。以下に食品の香気成分について記し，食品の代表的な香気成分の一部を表1–24に示す。

表1–24　食品中の香気成分の例とその香りの強さ

化合物	含まれる食品	閾値（ppb/water）
シトラール	柑橘類	3.2×10
(Z)–3–ヘキセノール	野菜	7.0×10
(E)–2–ヘキセナール	野菜	1.7×10
レンチオニン	しいたけ	4.0×10^2
ソトロン	糖蜜	1.0×10^{-2}
フルフリルメルカプタン	コーヒー	3.0×10^{-1}
酪酸	乳製品	8.1×10^3

（1）生鮮香気

植物の香気成分として，モノテルペン類やセスキテルペン類がある。これまでに多くのテルペン化合物が野菜や果物の特徴的な香気成分として同定されている。また，(Z)–3–ヘキセノール（青葉アルコール），(E)–2–ヘキセナール（青葉アルデヒド）等のアルコール及びアルデヒド類や，果物類ではエステル類やラクトンが主要な香りとなっているものもある。にらやにんにくの特徴的な香気や，たまねぎの催涙性の香気は，細胞の破壊によりリアーゼ等の酵素が働き，揮発性成分が遊離し発生する。

（2）加熱香気

加熱調理された食品においては，原材料に含まれる成分の熱分解により，特有の加熱香気成分が生成する。糖類を高温で加熱するとフラノン類が生成し甘い香気を呈する。アミノ–カルボニル反応にともなって起こるストレッカー分解により香気を有するアルデヒド類が生成し，さらにアミノレダクトンが二分子縮小し，ピラジンが生成する。また含硫アミノ酸から焼いた肉の風味を呈するチアゾール類が生成する。

（3）異臭成分

食品の加工や流通，貯蔵時に，食品の成分が変質し，新鮮な状態の食品には存在しない揮発成分が生成する場合がある。このような異臭成分は食品の品質劣化の指標となる。海産魚では，その死後時間の経過とともにトリメチルアミンオキサイドが還元されて生臭みの成分であるトリメチルアミンとなる。淡水魚の場合はリシンから生じるピペリジンが泥臭さをもたらす。

2）測 定 法

食品の香気成分は揮発性であるが，低沸点から比較的高沸点の成分まであり，また反応性の高い種々の官能基を有することから濃縮物中では多様な化学反応が起こる可能性がある。よって香気成分の捕集及び分析には細心の注意を払い，試料調製から分析までの時間を可能な限り短くするべきである。また香気成分は微量なので，機器分析において検出可能な濃度となるように試料を濃縮する必要がある。さらに注意点として分析機器の汚染や劣化の原因となる難揮発性，及び不揮発性成分を試料中に含まないようにする。

（1）香気成分の捕集

分析対象とする食品の状態，及び含まれる香気成分の特性により捕集法を選択する。代表的な捕集法を以下に記す。

ａ．溶媒抽出法　　脂溶性の難・不揮発性成分を含まず香気成分の濃度が比較的高い試料に使用できる。溶媒にはジエチルエーテル等が用いられる。

ｂ．水蒸気蒸留法　　加熱操作による水蒸気蒸留法は，揮発性成分のみを分離できることから，香気成分の抽出に多用される。減圧して蒸留する減圧水蒸気蒸留法では，得られた蒸留液から香気濃縮物が調製される。連続水蒸気蒸留抽出法（SDE法）では，蒸留と抽出を同時に連続的に行う。少量の抽出溶媒を循環させるため，抽出溶媒の量が少なく効率的に香気濃縮物を得ることができる。

ｃ．ヘッドスペースガス分析法　　試料から揮発するヘッドスペースガス成分を捕集し濃縮する方法はヘッドスペースガス分析法といわれ，スタティックヘッドスペースガス分析法（SHS法）と，ダイナミックヘッドスペースガス分析法（DHS法）がある（図1－37）。

SHS法は，密閉容器に試料を入れ，一定時間恒温に保つことによりヘッドスペースガス中の揮発性成分濃度を平衡状態に到達させ，その時の香気成分組成を分析する方法である。

SHS法の一種として固相マイクロ抽出法（SPME法）を用いたHS－SPME法が近年多く利用されている。フィルム相がコーティングされたファイバーを内蔵したシリンジのような形状のSPMEファイバーを用いる。

DHS法は，試料を入れ平衡化させた容器に窒素等の不活性ガスを通気し，ポーラスポリマーを詰めた捕集カラムに香気成分を吸着，濃縮する方法である。捕集カラムを分析機器導入部で加熱し香気成分を脱着させる。SHS法より捕集した香気成分濃度が高く，食品の特徴的な香気を示す閾値の低い成分や中・高沸点の成分を分析することができる。

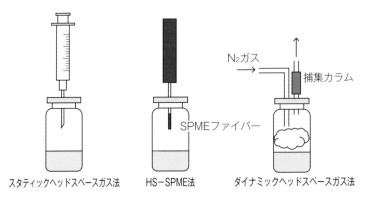

N₂ガス

捕集カラム

SPMEファイバー

スタティックヘッドスペースガス法　　HS−SPME法　　ダイナミックヘッドスペースガス法

図1−37　ヘッドスペースガス分析法

　d．直接カラム濃縮法（固相抽出法）　　香気成分が微量に含まれる脂溶性成分の少ない
液体試料を非極性のポーラスポリマーのカラムに通して，香気成分である疎水性の有機物
を選択的に吸着させた後，エーテル等の有機溶媒で溶出する方法である。

（2）クロマトグラフィー法

　香気成分分析においては，食品中に存在する数十から数百におよぶ揮発性成分を同定，
定量することが求められる。よって揮発性物質の分離に優れた装置であるガスクロマトグ
ラフィー（GC）が使用される。

　a．ガスクロマトグラフィー（GC）　　GCで用いるカラムは香気成分の分離に適した
ポリエチレングリコール等を化学結合させたフィルムをもつキャピラリーカラムが使用さ
れる。香気成分濃縮物は，低沸点から高沸点まで極めて多くの成分を含んでいることか
ら，全ての成分を効率的に分離するために昇温分析法が行われる。全ての香気成分を検出
することができ，定量性に優れた水素炎イオン化検出器（FID）が通常使用される。

　一般に定量にはGCで得られたクロマトグラムのピーク面積を使用する。香気成分の定
量は，内部標準法によって行われるのが一般的である。内部標準物質を含め，全ての成分
の単位質量あたりに対するFID検出の応答が等しいと仮定し，内部標準に対するピーク面
積比から香気成分の質量（濃度）を算出する。詳細に定量する場合は検出器における感度
の比率を乗じて定量する。

　香気成分の定性に関しては保持時間や保持指標が利用できるが，それらのみではピーク
を同定できないので，未知成分を同定するにはマススペクトル分析を行う。

　香気の質を分析するには，香気成分を人間の鼻でかぎ分け，各成分の香気を評価しな
がら分析するGCにおいかぎ分析（GC−O）が行われる。GCにて香気成分を分離後，カラ
ム出口で検出器とにおいかぎ口に成分を分岐させ，溶出された成分の香気を鼻でかぎ，
香気の特徴を記録する。AEDA（aroma extract dilution analysis）法は，香気濃縮物を段階
的に希釈し，GC−O分析を行い，香気を感じる最高の希釈倍率から香気寄与度を計る方
法である（図1−38）。香気を感知できる各成分の最大希釈倍率をFDファクター（flavor

dilution factor）として表す。横軸に保持時間（保持指標），縦軸に各成分のFDファクターを棒グラフにまとめたものをアロマグラムと呼び，GCのクロマトグラムと対比することより香気組成全体で寄与度の高い成分を見出す。

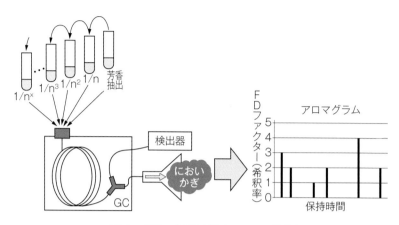

図1−38　AEDA法とアロマグラム
出典）飯島陽子「食品の香気分析技術についての最近の話題」日本調理科学会誌，**15**（4）2018，p.202.

b．ガスクロマトグラフ質量分析法（GC−MS）　　GC−MSでは，GCで香気成分の分離を行い，検出に質量分析計（MS）を用いてマススペクトルにより構造に関する情報を得て，標準物質や文献データとのマススペクトルの一致により化合物の同定を行う。さらにシングルイオンクロマトグラム，またはトータルイオンクロマトグラムを用いた定量も行われる。

■参考文献■
飯島陽子「食品の香気分析技術についての最近の話題」日本調理科学会誌，**15**（4）2018，pp.197−204.
下田満哉・箙島 豊「香気成分の分析と評価（その1）」日本調理科学会誌，**33**（4）2000，pp.510−514.
下田満哉・箙島 豊「香気成分の分析と評価（その2）」日本調理科学会誌，**34**（1）2001，pp.114−117.
中村 良・川岸舜朗編著『食品の化学・1 食品分析学』文永堂出版，1991.
松井利郎・松本 清編著『食品分析学 機器分析から応用まで 改訂版』培風館，2015.

【演習問題】
　次の文章の中から正しい文章を選びなさい。
1．しいたけの香気成分は，レンチオニンである。
2．ストレッカー分解により，香気を有するアルデヒド類が生成する。
3．淡水魚の生臭いにおい成分は，トリメチルアミンである。
4．高速液体クロマトグラフィーは，香気成分分析に適する。
5．クロマトグラムの保持時間のみにより，未知の香気成分を同定する。

14. 機能成分の分析

1）抗酸化作用について

　ヒト等の動物は空気中の酸素を利用してエネルギーをつくり出し，二酸化炭素を排出することによって生命活動を維持している。活性酸素とは酸素を利用したときに生ずる反応性が高い物質であり，強い酸化力を有している。主な活性酸素は，スーパーオキシドアニオン（$\cdot O_2^-$），ヒドロキシラジカル（$\cdot OH$），過酸化水素（H_2O_2），一重項酸素（$^1O_2$）であり，スーパーオキシドアニオンとヒドロキシラジカルはフリーラジカルとも呼ばれ，反応性が非常に強く，動脈硬化症や糖尿病等の種々の疾病の原因となることが知られている。

　ラジカルは食品中に含まれている不飽和脂肪酸の自動酸化によっても発生し，油脂を変敗させる（図1-39）。

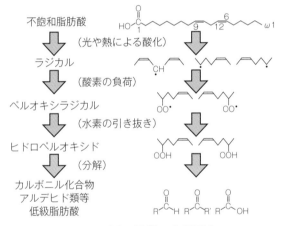

図1-39　油脂の自動酸化

　不飽和脂肪酸であるリノール酸には，二重結合に挟まれた11位の活性メチレンがあり，熱や光によって，11位にある水素が引き抜かれ（酸化され），ラジカルが生成する。生成したラジカルは二重結合を移動し，酸素と反応してペルオキシラジカルとなる。ペルオキシラジカルが生成すると，別の不飽和脂肪酸の活性メチレンから水素を引き抜き，ヒドロペルオキシドとなるような連鎖反応が起こる。更に，生成したヒドロペルオキシドは，鉄や銅等の金属イオンによって分解され，再びペルオキシラジカルを生成する。生成したヒドロペルオキシドは重合して粘度の高いポリマーや分解してカルボニル化合物やアルデヒド類，ケトン類，アルコール類，低級脂肪酸等になり，生成したアルデヒド類等が不味や悪臭の原因となる。このような反応が生体の細胞膜等に存在する脂質に起こり，活性酸素やフリーラジカルが生成し，種々の疾病の原因となっている。生体には活性酸素やフリーラジカルに対する防御システムがあり，活性酸素を反応性の少ない物質に変化させる酵素

群がこの防御システムの活性化に中心的な働きを行っている。これらの酵素群には，スーパーオキシドアニオン（$\cdot O_2^-$）を酸素（O_2）と過酸化水素（H_2O_2）に分解するスーパーオキシドジスムターゼ（SOD），過酸化水素とヒドロペルオキシドを分解するペルオキシダーゼや過酸化水素を水と酸素に変換するカタラーゼ等がある。

　生体には，これらの酵素群の他に生体自身が酸化されて活性酸素やフリーラジカルの酸化作用を消去する抗酸化物質が存在する。抗酸化物質は水溶性と脂溶性の抗酸化物質に分けられる。水溶性の抗酸化物質は細胞質と血漿中の活性酸素等の酸化物質を消去し，脂溶性の抗酸化物質は細胞膜に含まれるフリーラジカルを消去する（図1-40）。

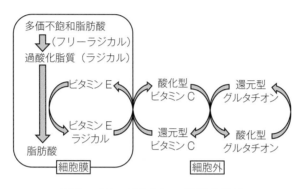

図1-40　ビタミンの抗酸化作用

　細胞膜への親和性が高い脂溶性のビタミンEは，ビタミンE自身がビタミンEラジカルになり，細胞膜に含まれる過酸化脂質を脂肪酸に戻し，脂質ラジカル連鎖反応を止める。ビタミンCは水溶性であるが，細胞膜付近に局在し，細胞外のラジカルを消去するとともに，ビタミンEラジカルを還元し，ビタミンEを再生させる。ビタミンC自身は酸化型ビタミンCになるが，還元型グルタチオンによって還元型ビタミンCに再生される。生体内の抗酸化物質は食物より摂取することによって得られるが，生合成される場合もある。水溶性の抗酸化物質には，ビタミンCや還元性グルタチオン等があり，脂溶性の抗酸化物質には，ビタミンEやカロテノイド等がある。ビタミンCの生合成能はヒトにおいて非常に低いため，果物や野菜等の食事によって摂取する必要がある。グルタチオンはシステイン含有ペプチドであり，細胞内でアミノ酸から合成されるため食事によって摂取する必要はない。ビタミンEは脂質ラジカル連鎖反応で生成するラジカルによる酸化から細胞膜を保護するため，最も重要な脂溶性の抗酸化物質である。果物や野菜に含まれるカロテノイドは，皮膚の上皮細胞で生じる一重項酸素を消去することが可能であり，ビタミンEの20～100倍の消去能を有する。レスベラトロール等のポリフェノールは，果物や赤ワイン等に含まれる重要な抗酸化物質である。

2）抗酸化性の評価とポリフェノールの測定法

　スーパーオキシドアニオン（$\cdot O_2^-$）やヒドロキシラジカル（$\cdot OH$）はフリーラジカル

とも呼ばれ，不対電子を有する反応性が非常に高い物質である。このようなフリーラジカルのラジカル消去活性をもとに抗酸化物質の評価を行う場合，2,2−ジフェニル−1−ピクリルヒドラジル（DPPH）を用いる場合が多い。測定の原理は，抗酸化物質がラジカル分子に電子を与える還元反応を利用している（図1−41）。

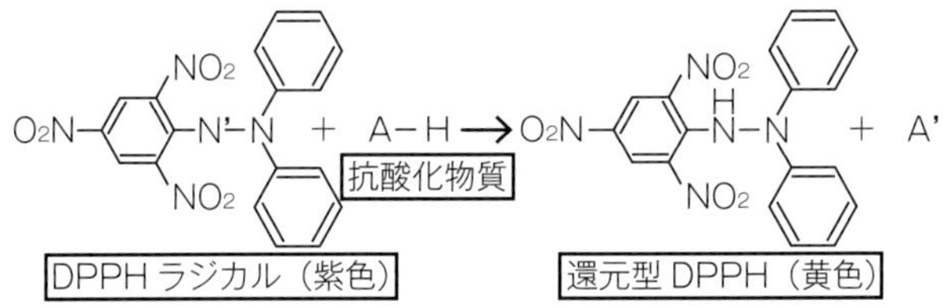

図1−41　DPPH

　DPPH溶液は安定な紫色（520 nmに極大吸収）のラジカルである。抗酸化物質が存在すると抗酸化物質がもっている水素を奪って還元型DPPH（黄色）になる。このような色の変化によって抗酸化物質のラジカル消去能を測定することができる。測定は抗酸化物質を含む試料溶液にDPPH溶液を加えて混和し，暗所で一定時間放置後，517 nmにおける吸光度を測定する（サンプル吸光度，A_S）。DPPH溶液の代わりに蒸留水を用いて混和した後に吸光度を測定する（ブランク吸光度，A_B）。試料溶液の代わりにエタノールを用いて，DPPH溶液を加えて混和した後に吸光度を測定する（コントロール吸光度，A_C）。得られた吸光度を用いてDPPHラジカル消去活性（%）が次式を用いて算出することができる。

$$\text{DPPHラジカル消去活性（\%）} = \frac{A_C - (A_S - A_B)}{A_C} \times 100$$

　ポリフェノールとは，ベンゼン等の芳香環にフェノール性水酸基が結合した化合物であり，抗酸化作用や血中コレステロール低下作用等，多くの生理作用を有した健康維持成分である。ポリフェノール類の総量の代表的な測定方法にフォーリン・チオカルト法がある。このフォーリン・チオカルト法はフォーリン試薬がフェノール性水酸基の還元によって呈色することを利用している。ポリフェノール等の還元性のある物質とフォーリン試薬が反応し，アルカリ性条件下で青色となる。この方法は，試料中のポリフェノール総量を一括して測定することが可能となり，お茶に含まれるポリフェノールの総量等の測定に用いられている。

　緑茶や紅茶等は茶の木というツバキ科の植物の葉を乾燥させて製造されている。生の葉を蒸す，あるいは炒った後に乾燥させたものが緑茶であり，茶葉に含まれる酵素によって発酵させた後に乾燥させたものが紅茶である。緑茶飲料には，カテキン（C），エピカテキン（EC），エピガロカテキン（EGC），エピカテキンガレート（ECG），エピガロカテキンガレート（EGCG）が多く含まれている（図1−42）。

　カテキンには多数の生理機能があることが報告されている。注目されている機能に抗肥満効果やコレステロール低下作用等がある。カテキン類の定量には，逆相系カラムを用い

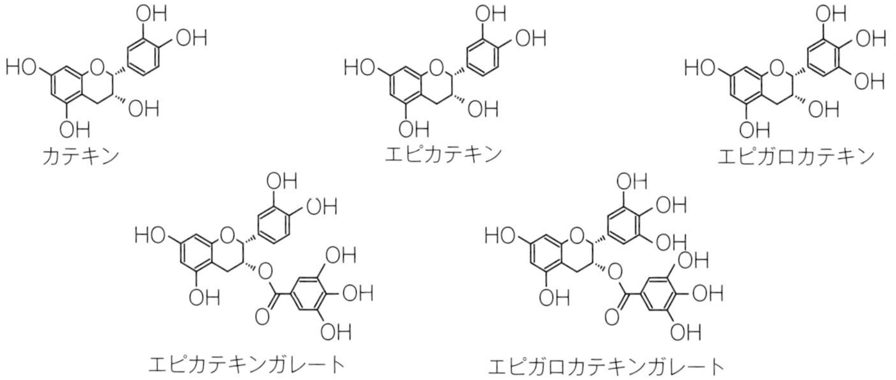

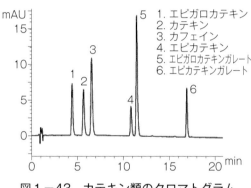

カテキン　　エピカテキン　　エピガロカテキン

エピカテキンガレート　　エピガロカテキンガレート

図1－42　カテキン類の構造式

た高速液体クロマトグラフィー法によって分離定量するのが一般的である。図1－43に2液混合高圧グラジエントポンプを用いて測定を行ったカテキン類5成分とカフェインの一斉分析のクロマトグラムを示した。カラムはShim－packFC－ODSを用いた。移動相は10 mMリン酸緩衝液（A液）とアセトニトリル（B液）を用い，分析開始から6分までB液7 ％，20分後に

1. エピガロカテキン
2. カテキン
3. カフェイン
4. エピカテキン
5. エピガロカテキンガレート
6. エピカテキンガレート

図1－43　カテキン類のクロマトグラム

20 ％，25分後に50 ％になるように設定した。流量を1 mL/min，検出波長を270 nmに設定した。その結果，20分以内にカテキン類とカフェインを分離定量することができた。

【演習問題】
　次の文章の中から誤っている文章を選びなさい。
1. 空気中に存在する酸素分子によって，油脂中の不飽和脂肪酸が酸化される。
2. 脂質ヒドロペルオキシドの分解によって，アルデヒドやケトンが生成する。
3. 自動酸化反応は，微量の金属イオンの存在によって促進されることはない。
4. 脂質分子中の二重結合にはさまれたメチレン基の水素が，ラジカルとして引き抜かれる。
5. スーパーオキシドアニオン（O_2^-）とヒドロキシラジカル（・OH）はフリーラジカルとも呼ばれる。

第2章 機器による成分分析の基本操作と定性・定量

1. pHガラス電極法

1）pHガラス電極法の原理

　pHガラス電極は，図2－1Aに示すように，感応膜の特殊なガラス膜でできており，水素イオンに感応する。測定は図2－1Bのような電池を構成しており，起電力を計るものである。同じ溶液に浸された2組の電極があり，イオンのみを通過させる参照電極（比較電極）と特定のイオンに選択性をもつイオン電極をつなぎ，電位差が溶液の中の特定のイオン濃度と相関するためにイオン濃度の測定が可能となる。またイオン選択性をもつ電極であるpHガラス電極は水素イオンに対して選択性があるガラス薄膜を隔てて試料液と内部液との間に発生する電位差を測定する。

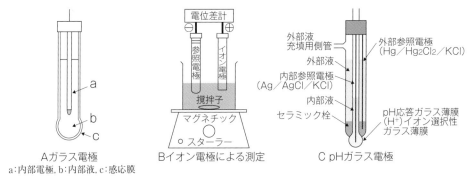

A ガラス電極
a：内部電極，b：内部液，c：感応膜

B イオン電極による測定

C pHガラス電極

図2－1　pHガラス電極法の原理

　食品や試薬の水溶液の正確なpH（水素イオン指数）を測定するには，電位差測定を利用したpHメーターが用いられる。水素イオンは関与する電極反応を利用したもので，電極で生じる電位差を測定し，pHが決定する。通常用いられるpHメーターには，ガラス電極（図2－1A）と比較電極（図2－1B），温度補償電極は一体となった複合電極が使用される（図2－1C）。

2）食品のpH

　水溶液の酸性，塩基性の程度を示す指標が水素イオン指数（pHの記号）である。塩酸等の酸は水溶液中で，水素イオンを生じる。水酸化ナトリウム等の塩基は水酸化物イオンを生じる。水溶液中で，水素イオン濃度が水酸化物イオン濃度より高い状態を酸性，水素イオン濃度が水酸化物イオン濃度より低い状態を塩基性，濃度が等しい状態を中性という。

　水の水素イオン濃度$[H^+]$と水酸化物イオン濃度$[OH^-]$には次頁の関係がある。

$$[H^+][OH^-] = K[H_2O] = KW$$

水のイオン積KWは一定温度で一定値を示し，25℃で1×10^{-14}(mol/L)である。純水では[H^+]と[OH^-]が等しいので，それぞれ1×10^{-7}となる。水溶液の水素イオン濃度（mol/L）[H^+]は非常に小さい数値になるので，次のような指数で表される。

[H^+] $= 1.0 \times 10^{-x}$のとき，pH－xであり，pH $= -\log[H^+]$と定義される。

純水は[H^+] $=$ [OH^-] $= 1.0 \times 10^{-7}$（25℃）となり，pH7である。

表2－1　pHと[H^+][OH^-]の関係

pH	0	1	2	～	6	7	8	～	12	13	14
[H^+]（mol/L）	10^{-0}	10^{-1}	10^{-2}	～	10^{-6}	10^{-7}	10^{-8}	～	10^{-12}	10^{-13}	10^{-14}
[OH^+]（mol/L）	10^{-14}	10^{-13}	10^{-12}	～	10^{-8}	10^{-7}	10^{-6}	～	10^{-2}	10^{-1}	10^{-0}
液性	酸性				中性					塩基性	

3）pHガラス電極（pHメーター）による測定法

　薄いガラス膜を境に2種類の溶液が接するとき，両液間のpHに差があると電位差が生じる。このとき電極内のpHが既知であれば電位差より試料液のpHが測定できる。

【操　作】

機種により操作法が異なるので，機種の取扱説明書を参照し測定する。共通事項を以下に示す。

① 電極部は使用数時間前に蒸留水に浸しておき，電源を入れ安定してから操作する。

② 電極を標準緩衝液や試料液に入れる前に蒸留水で洗い，ろ紙等で拭く。

③ 標準緩衝液を用いてpHの補正を行う。

④ 試料溶液の測定を行う。

なお，pHの測定法としてガラス電極を使う他に，pH試験紙を用いる方法やpH指示薬を用いる比色測定法がある。

■参考文献■
谷口亜樹子・古庄 律・松本憲一編著『基礎から学ぶ食品化学実験テキスト』建帛社，2014，pp.40－41.
シェイマス ヒグソン，阿部芳廣他訳『分析化学』東京科学同人，2006.

【演習問題】

　次の文章の中から誤っている文章を選びなさい。

1．塩酸等の酸は水溶液中で，水素イオンを生じる。

2．水酸化ナトリウム等の塩基は水酸化物イオンを生じる。

3．水溶液中で水素イオン濃度が水酸化物イオン濃度より高い状態を塩基性という。

4．水溶液中で水素イオン濃度と酸化物イオン濃度が等しい状態を中性という。

5．水素イオン指数とは，水溶液の酸性，塩基性の程度を示す指標である。

2. 紫外・可視分光分析法

1）電磁波について

　電磁波とは，宇宙線，γ線，X線，紫外線，可視光線，赤外線，電波等があり，太陽や白熱電球等の光は特定の範囲にある電磁波である（図2-2）。

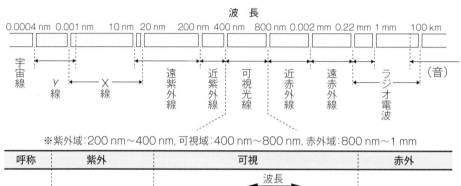

※紫外域：200 nm～400 nm，可視域：400 nm～800 nm，赤外域：800 nm～1 mm

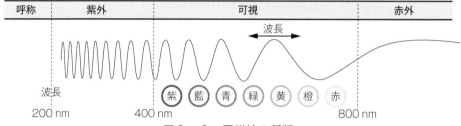

図2-2　電磁波の種類

表2-2　波長と色

波長（nm）	物質が吸収する色	目に見える色（補色）
～400	紫外	
400～435	紫	黄緑
435～480	青	黄
480～490	緑青	橙
490～500	青緑	赤
500～560	緑	赤紫
560～580	黄緑	紫
580～595	黄	青
595～605	橙	緑青
605～750	赤	青緑
750～800	紫赤	緑
800～	赤外	

　電磁波とは電場と磁場の変化によって形成される波であり，電気の波と磁気の波が互いに90°に交差した状態で発生しながら進行方向に移動している。この電気と磁気の波は連動しており，電気だけの波あるいは磁気だけの波で移動することはない。これは，電場

が変化すると磁場が生じ，磁場が変化すると電場が生じるためである。波長とは，電磁波の波の1回分の長さのことであり，一般的にnm単位で表される。X線の波長は0.01 nm〜10 nmで，非常に短い波長の電磁波であり，レントゲンの撮影に用いられている。X線はエネルギーが大きいため，人体に有害である。X線よりもさらに短い電磁波は，γ線や宇宙線である（0.01 nm以下）。紫外線の波長は10 nm〜380 nmであり，ヒトの目に見える可視光線の中で波長が一番短い紫色の光よりも波長は短く，ヒトの目には見えないために紫外線と呼ばれている。紫外線の波長は短く，エネルギーが大きいため，日焼けの原因となる。可視光線とは，ヒトの目で見ることができる電磁波であり，光と呼ばれている。可視光線の波長の違いによって，様々な色として見ることができる。紫（400 nm〜435 nm），青（435 nm〜500 nm），緑（500 nm〜580 nm），黄（580 nm〜595 nm），橙（595 nm〜605 nm），赤（605 nm〜800 nm）等であり，紫が1番波長が短く，赤が1番波長が長い。赤外線は可視光線よりも波長が長い電磁波であり（780 nm〜10^6 nm），可視光線の中で最も波長の長い赤の外側にあるために，赤外線と呼ばれている（図2−2）。紫外・可視・赤外等の全ての光を含んでいる光を白色光と呼ぶ。物質は太陽光等の白色光がない状態では見ることができない。赤い物質に白色光をあてると青緑の波長（490 nm〜500 nm）の光が赤い物質に吸収され，補色である赤色が目に見えることになる（表2−2）。

　電磁波（光）は一定の速度で動いている。真空中では異なる波長の電磁波であっても，等しい速度で動いており，電磁波の速度は光速と等しく，約3.0×10^6 m/sである。さらに，電磁波は波としての性質と粒子としての性質を併せもっており，電磁波を粒子としてみた場合，通常の分子と同じように個数を数えることのできる光子として取り扱うことができる。光子1個のエネルギーは，次式で表される。

$$E = h \cdot v = h \cdot \frac{c}{\lambda}$$

　ここで，Eはエネルギー（J），hはプランク定数（6.63×10^{34} J・s），vは振動数（S^{-1}），cは光速（3.00×10^8 m/s），λは波長（m）である。この式より，波長の短い電磁波のエネルギーは高く，波長の長い電磁波のエネルギーは低いことが分かる。電磁波を物質に照射して，原子や分子のエネルギーがある状態からさらに高い状態に励起されるときに，そのエネルギーの差に等しい電磁波のエネルギーが吸収される。

2）紫外・可視分光分析法による定性分析

　電磁波の吸収の強さを波長の長さの順に並べたものを吸収スペクトルという。原子は線スペクトルを生じ，分子は帯スペクトルを生ずる。特定の電磁波の吸収量は物質の濃度に比例するため，電磁波の吸収量を測定することにより物質の濃度の測定ができる（定量分析）。紫外・可視分光分析は，分子の吸光現象に基づいた分析方法である。物質に紫外・可視光を照射すると，その分子が光エネルギーを吸収して励起状態となり，その後基底状態に戻る。分子中の電子はσ結合やπ結合に関わる電子と非共有電子対等の結合に関わら

ない電子がある。基底状態においてσ電子とπ電子はそれぞれσ軌道・π軌動（結合性軌道），n軌道（非結合性軌道）に存在している。結合性軌道と非結合性軌道の電子は光のエネルギーを受け取ると，励起状態となってエネルギー順位の高いσ^*軌道とπ^*軌道（反結合性軌道）に遷移する。電子遷移には，$\sigma \rightarrow \sigma^*$，$n \rightarrow \sigma^*$，$\pi \rightarrow \pi^*$，$n \rightarrow \pi^*$の遷移がある。$\sigma \rightarrow \sigma^*$と$n \rightarrow \sigma^*$の遷移は200 nm〜800 nmの波長の光より大きなエネルギーが必要である。紫外・可視領域における光の吸収は，$\pi \rightarrow \pi^*$と$n \rightarrow \pi^*$の遷移によるものである。つまり，紫外・可視吸光測定法とは，分子中のπ電子が基底状態から励起状態に遷移することにともない，光を吸収する現象を利用した測定方法であることが分かる（図2－3）。有機分子の紫外・可視吸収は発色団と助色団によって決まる。発色団とは光を吸収する官能基のことであり，多重結合を含むC＝C，C＝N，C＝O，N＝N，N＝O等であり，$n \rightarrow \pi^*$遷移または$\pi \rightarrow \pi^*$遷移を引き起こす。助色団は発色団に結合してその吸収部位と強度を変化させる官能基であり，－OH，－OR，－NH$_2$，－SH等の非共有電子対を含んでいる。光の吸収は化学構造と密接に関連しており，置換基の導入や溶媒の種類によって変動する。ある原子団を分子に導入する場合，吸収帯を長波長側に移動させる現象を深色効果，短波長側に移動させる現象を浅色効果という。この効果をもたらす原子団をそれぞれ深色団と浅色団と呼ぶ。モル吸光係数を増加させ，吸収曲線の山を高める現象を濃色効果と呼び，この効果をもたらす原子団を濃色団と呼ぶ。反対に，モル吸光係数を減少させる現象を淡色効果と呼び，この効果をもたらす原子団を淡色団と呼ぶ。

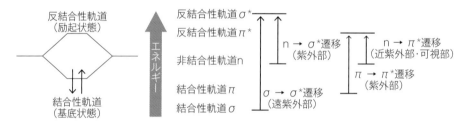

図2－3　電子のエネルギー準位と電子遷移

3）紫外・可視分光分析法による定量分析
（1）定量分析の原理

紫外・可視分光分析法では定性分析だけでなく，定量分析にも利用することができる。

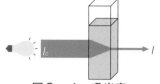

図2－4　吸光度

溶液中に入射した光が溶液中に存在する物質に吸収されると，透過した光の強度（I）は入射光の強度（I_0）に比べて減少する（図2－4）。物質がある光を吸収するのは，光がもっているエネルギーを物質が構成している分子に移行させることによって，物質のエネルギー状態が変化することによって生ずる。そのエネルギー状態が低い状態を基底状態，エネルギーが高い状態を励起状態と呼ぶ。

光の強度の減少比率が透過度（t）であり（$t = I/I_0$），百分率で表したものが透過率（T）である（$T = t \times 100\,\%$）。

透過度（t）の逆数の常用対数が吸光度（A）である（$A = -\log t$）。

透過率（T）は指数関数的に変化するが，その対数値である吸光度（A）は直線的に変化する。吸光度（A）は測定するセルの層の長さ（l）に比例する。比例定数をkとすると次式で表され，これをランベルトの法則と呼ぶ。

$$A = k \times l$$

また，吸光度（A）は濃度（c）に比例する。比例定数をk'とすると次式で表され，これをベールの法則と呼ぶ。

$$A = k' \times c$$

吸光係数と呼ばれる比例定数をaとすると次式が得られ，ランベルト・ベールの法則と呼ぶ。

$$A = a \times c \times l$$

セルの層の長さ（l）を1 cm，濃度（c）を1 mol/Lに換算した場合の吸光度をモル吸光係数（ε）と呼び，次式で表される。

$$\varepsilon = \frac{A}{c \times l}$$

また，濃度（c）を1 w/v %濃度に換算した場合の吸光度を比吸光係数（$E_{1\,cm}^{1\,\%}$）と呼び，次式で表される。

$$E_{1\,cm}^{1\,\%} = \frac{A}{c \times l}$$

（2）検量線法

物質の濃度を測定する方法として，分析対象となる目的成分の標準品を用いる検量線法がある。様々な濃度の標準溶液の吸光度を測定し，横軸に標準溶液の濃度，縦軸に吸光度をプロットする（図2−5）。吸光度は濃度に比例して大きくなるため，図2−5に示すような回帰直線が得られる（$y = ax + b$）。こ

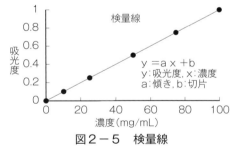

こで，yは吸光度，xは濃度，aは傾き，bは切片であり，検量線の回帰分析によって，傾きと切片の値を求められる。これら傾きと切片の値と次式 $x = (y - b) \div a$ を用いると，試料の吸光度より試料の濃度を算出できる。

図2−5　検量線

【演習問題】

次の文章の中から正しい文章を選びなさい。

1．最もエネルギーが高い電磁波を用いるのは赤外吸収スペクトル法である。

2．最もエネルギーが高い電磁波を用いるのは核磁気共鳴スペクトル測定法である。

3．最もエネルギーが高い電磁波を用いるのはX線回折測定法である。

4．最もエネルギーが高い電磁波を用いるのは紫外可視吸光度測定法である。

5．最もエネルギーが高い電磁波を用いるのは蛍光光度法である。

3. 蛍光・化学発光分析法

1）発光について

　物質が何らかのエネルギーを吸収して励起状態となり，元の安定な基底状態に戻るとき
に，得たエネルギーを光として放出する現象をルミネッセンスという。表2－3に示した
ように，光エネルギーによって励起されて生じる発光及びその現象は，蛍光やリン光とい
われ，これらはフォトルミネセンスと呼ばれる。一方，化学反応により励起されて発光す
る現象は，化学発光と呼ばれ，生物等の生体内反応によるものは生物発光と呼ばれる。ル
ミネッセンスは私たちの身近な生活でも数多く利用されている。分析においては，視覚的
に観察できる（可視化される）ため，その存在の有無に対する定性分析や，その発光量を
測定することによる定量分析に利用される。

表2－3　ルミネッセンスの主な種類

励起エネルギー	名　称	用途・利用例
光	フォトルミネッセンス	蛍光灯，リン光剤等
電界	エレクトロルミネッセンス	発光ダイオード（LED） 有機EL等
化学反応	ケミルミネッセンス	ケミカルライト ルミノール検査等
生体内反応	バイオルミネッセンス	ホタル，くらげ等

2）蛍光分析法

（1）原理・特長

　物質が光エネルギーを吸収して励起状態になり，基底状態に戻るときの発光を利用し
て，物質の同定あるいは定量を行う方法を蛍光分析法という。また，目的物質が蛍光を示
さない場合でも，蛍光物質へ変換して分
析することができ，これを蛍光誘導体化と
いう。紫外可視分光法よりも感度が1～
3桁高いため，高感度な分析が可能であ
り，また励起するための光（励起光）と
発光する光（蛍光）の2つの波長を利用
するため，選択性が向上し，目的物質の
みを検出しやすい特長を有する。

　a.　蛍光とリン光　　どちらも光エネ

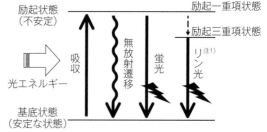

図2－6　光吸収による電子エネルギー準位と推移

注1）　吸収したエネルギーを発光にて放射。いったん準安
　　定な励起三重項状態へ移行した後，基底状態へ遷移す
　　るときに発光する場合，リン光と呼ばれる。

ルギーによって励起状態となり，元の基底状態に戻る際に発光するが，光を放出する際に

励起一重項状態から基底状態に戻る際に発光するものを蛍光，いったん準安定な励起三重項状態を経て基底状態に戻るものをリン光と呼んでいる（図2－6）。蛍光はすぐに発光して基底状態に戻る，すなわち光を当てるのを止めると発光が止まるのに対し，リン光はいったん準安定な状態でエネルギーを蓄えているために，光照射を止めても長い間発光し続ける。なお，多くの物質は，励起状態から回転や振動等の放熱によってエネルギーを放出する（無放射遷移）。蛍光物質は，発光するためのエネルギーを無放射遷移で費やさないような構造となっており，無放射遷移を抑えた物質ほど強い蛍光を発する。

　b．蛍光と化学構造　　蛍光を発する有機化合物（有機蛍光物質）は，共役したπ結合と剛直な平面構造の両方を兼ね備えた化学構造をもつ特徴を有する。図2－7のようにフェノールフタレインとフルオレセインはよく似た構造であるが，フェノールフタレインは受け取ったエネルギーを分子内での回転や振動により無放射遷移しやすく，蛍光性を示さないのに対し，フルオレセインは酸素原子の架橋により剛直に平面構造が固定されることで，強い蛍光を発する。

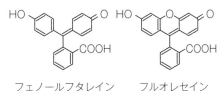

フェノールフタレイン　　　　フルオレセイン
（蛍光性なし）　　　　　　（蛍光性あり）

図2－7　蛍光と化学構造

　c．励起・蛍光スペクトル　　紫外可視分光光度法における吸収スペクトル同様，連続的に波長を変化させることによりスペクトルが得られる（図2－8）。ただし，励起光と蛍光の2種類の光が存在するので，2つのスペクトル（励起スペクトルと蛍光スペクトル）が得られる。得られる励起及び蛍光スペクトルは左右対称，すなわち鏡像関係になる場合が多い。また，一般的に吸収（励起）よりも波長の長い光が蛍光として放出される。これらのスペクトルは，最大の励起波長（λ_{ex}, excitation wavelength）及び最大の蛍光波長（λ_{em}, emission wavelength）を調べるために利用することが多い。

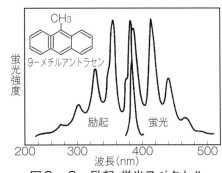

図2－8　励起・蛍光スペクトル

　d．試料濃度と蛍光強度　　蛍光は，与えられた光エネルギーを発光に利用するため，その蛍光強度は，蛍光物質の濃度（c），光の吸収効率（εモル吸光係数），励起光と蛍光の変換効率（ϕ蛍光量子収率）に比例する。また，励起するための入射光の強さ（I_0）や試料を入れるセルの長さ（l）にも比例するため，蛍光強度をFとすると，以下の式になる。

$$F = k\phi I_0 \varepsilon cl$$

　ここでkは集光や検出効率等，装置における定数である。εとϕは化合物に固有の値であり，kとI_0とlは装置によって決まるため，蛍光強度Fは試料濃度cに比例する。ただし，高濃度では消光（蛍光強度の減少）が起こり，蛍光強度が低下し比例しなくなる。消光は

温度，pH，溶媒，溶存酸素や他の不純物によっても起こるため，定量の際には注意が必要である。

（2）装　　置

蛍光光度計は，図2-9に示すように，励起光と蛍光の2つの分光部があり，また蛍光分光部は透過光の影響を避けるため，励起光に対して直角方向に配置される。そのため，蛍光測定では，紫外可視分光光度法とは異なり，四面透明なセルを用いて測定される。また，励起光の強度が蛍光の強度に影響するため，エネルギー密度の高い水銀ランプやキセノンランプが用いられる。

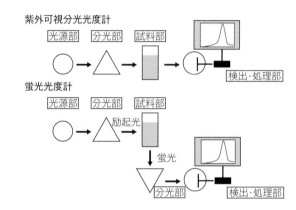

図2-9　紫外可視分光光度計と蛍光光度計の装置構成の違い

（3）測　　定

蛍光分析法の最大の特長は高感度及び高選択性であり，様々な微量分析に利用されている。一部の芳香族炭化水素類は蛍光を有することから，直接分析することができ，またステロイド類の多くは強酸と反応させることにより蛍光を生じる。また，特定の官能基と特異的に結合する蛍光誘導体試薬も数多く市販されていることから，その測定法・誘導体化法は多岐にわたっている。測定に際しては，上記のような消光因子は分析精度の低下を招くので注意が必要である。試料中における類似化合物による妨害の影響も受けやすいことから，高速液体クロマトグラフィー（HPLC，p.102～参照）の蛍光検出器として分離分析することが一般的である。例えば，o-フタルアルデヒド(OPA)やフェニルイソチオシアネート(PITC)試薬を用いてアミノ酸を蛍光誘導体化し，HPLCで分析することはよく行われる。

3）化学発光

（1）原理・特長

化学発光は，化学反応によって生じた励起分子が基底分子に戻る際，発光する現象である。ルミノールは，塩基性溶液中で過酸化水素等で酸化されると，明るく青白い光を発する。鉄錯体により酸化反応が促進されるため，血痕の検出に用いられる。ホタル等はルシフェリンが酵素ルシフェラーゼによってATPと酸化反応し，生じたオキシルシフェリンが発光することが知られている。化学発光反応は，ほとんどが酸化反応であり，これを利用した様々な測定法が報告されている。例えば，過酸化水素が発光に関与するため，過酸化水素が発生する様々な脱水素酵素反応の検出としても利用される。蛍光分析法と比較すると，励起光が不要で発光だけを測定すればよいため，励起光の妨害を受けずに測定可能

であり，高感度分析が可能である。

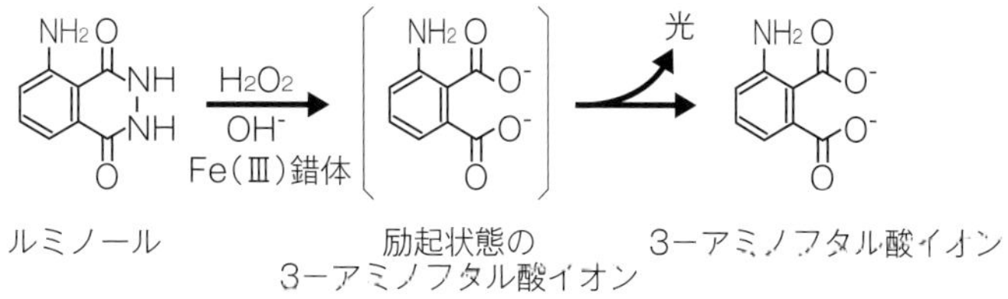

最近では，分析装置の発展により，微弱な発光も検出できるようになったこと，また脂

図2−10　ルミノール反応

質等の酸化により発生する活性酸素種も微弱化学発光を示すことが明らかになり，微弱発光を利用することで食品の酸化劣化・品質評価への応用も進んでいる。なお，食品からの微弱発光は10^{-6} lx（ルクス）以下の光であり，肉眼（10^{-4} lxが限界）では観察することはできない。

（2）装　置

分光光度計や蛍光光度計で光源を遮断した状態で測定も可能であるが，いかに微弱な発光を検出するか，光電子増倍管を用いたフォトカウンティング計測や，超高感度カメラを搭載した高感度分析が可能なルミノメーターやケミルミネッセンスアナライザー等の専用装置が市販されている。

（3）測　定

化学発光はいくつかの調製試薬を混ぜるだけでも発光反応させられること，また高感度なため少量の試料量でも反応させられることから，簡便な測定キットが市販されている（試験管レベルから96穴マイクロタイタープレートで測定可能）。また，化学発光物質に直接変換される反応を利用するだけでなく，化学発光物質を誘導体化して，化学発光物質が遊離される反応を利用した方法も開発されており，測定対象成分はたんぱく質，核酸，抗原，抗体，酵素や補酵素等，様々である（免疫学的反応を用いた分析法，p.130を参照）。生化学分野での利用が多いが，食品分野では微弱発光検出を利用した脂質の酸化評価や抗酸化物質の活性測定の一つとして利用される。

【演習問題】

　次の文章の中から正しい文章を選びなさい。

1．蛍光分光光度計で使用するセルは，分光光度計と同じものである。
2．蛍光も化学発光も，基底状態から励起状態に遷移するときに発光する。
3．蛍光分光光度計は，分光部が2つある。
4．蛍光強度は相対値であり，測定に用いる装置の励起光強度により強度が異なる。
5．ホタルの発光はルミノール発光の代表的なものである。

4. 赤外分光分析法

1）赤外線について

　赤外線（infrared：IR）とは，可視光線の赤色の外側にある人の目には見えない領域であり，波長で表すとおよそ0.7 μm～1000 μmの電磁波のことである。0.7 μm～2.5 μmを近赤外線，4 μm～1000 μmを遠赤外線と呼び，IR分光分析法では，2.5 μm～25 μmの波長領域を利用する。紫外可視分光法等では，光を波長（nm）で表すが，IR分光分析法では波数（cm^{-1}）で表し，一般的にはカイザーと読む。以下の関係式より，波長（μm）を波数（cm^{-1}）に変換できる。

$$波数(cm^{-1}) = \frac{10^4}{波長(μm)}$$

　したがって，IR分光分析法では4000 cm^{-1}～400 cm^{-1}の波数領域の赤外線（赤外光）を用いる。

2）赤外分光分析法の原理・特長

（1）分子振動

　分子中の原子は，常に相互間でわずかながらに相対的位置が変動しており，これを分子振動という。この振動は，分子内の原子間で起こり，決まった振動数（固有振動数）で振動している（図2−11）。この分子に，固有振動数と同じ周波数の赤外光を照射すると，エネルギーが吸収され，弱まった透過光が得られる。そのため，周波数の異なる赤外光を連続的に照射し，透過光の強度を測定すると，分子の構造に応じた吸収スペクトル，すなわちIRスペクトルが得られる。このスペクトルを解析し，分子の構造情報，特に官能基の同定を行う分析法を赤外分光分析（infrared spectroscopy），IR分析という。

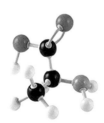

分子は玉（原子）の重さとバネ（結合）の強さから，それぞれ決まった振動数（固有振動数）で振動している。

$$振動数 = \frac{1}{2\pi}\sqrt{\frac{k(m_1+m_2)}{m_1 m_2}}$$

図2−11　分子の振動モデル

注）k：結合の強さ，$m_1 m_2$：原子の質量

（2）振動の種類

　分子内の原子は様々な方向に振動するが，これらは図2−12に示すように大きく2つの振動に分類することができる。伸縮振動は結合の長さ（ばねの伸び縮み）が変化し，対

象と逆対象がある。一方，変角振動は結合の長さは変化せず，結合角が変化し，面内（紙面上）で変化するはさみと横ゆれ，面外（紙面の手前と奥）で変化するひねりと縦ゆれがある。

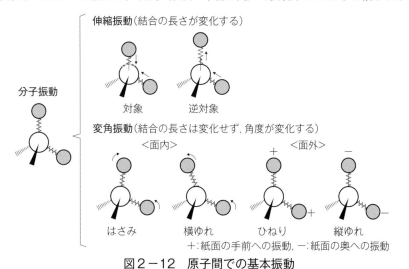

図2－12　原子間での基本振動

　図2－12において，ばねで結合している原子団をCH_2基とすると，対象伸縮は2926 cm^{-1}付近，逆対象伸縮は2853 cm^{-1}付近，面内変角はさみは1465 cm^{-1}付近，面内変角横ゆれは720 cm^{-1}付近，面外変角ひねりと面外変角縦ゆれは1350 cm^{-1}〜1150 cm^{-1}にIR吸収を示す。同様に，N－H，O－H，C－C，C＝C，C－O，C＝O等もある決まった領域でIR吸収を示すため，吸収する波数からこの分子中にはC＝O結合が存在する等と決めることができる。また，異性体等の分子構造のわずかな相違も識別できる。

（3）IRスペクトル

　横軸に赤外光の波数，縦軸に透過光の透過率（％）をプロットした曲線をIRスペクトルという（図2－13）。分子振動のうち，伸縮振動は4000 cm^{-1}〜1500 cm^{-1}に現れ，この領域を特性吸収帯という。一方，1500 cm^{-1}以下は指紋領域といわれ，変角振動と単結合伸

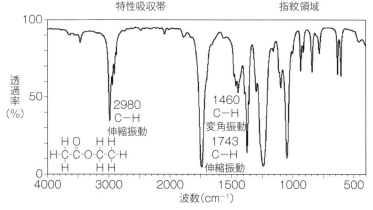

図2－13　酢酸エチルの赤外線吸収スペクトル（液膜法）

縮振動に由来する吸収が複雑に現れる。

3）装置と測定法

　赤外分光法では液体や固体（粉末）の試料，また専用の付属品があれば気体試料も測定可能である（表2-4）。

表2-4　IRの主な測定方法

測定方法	使用器具	試料
液膜法	組立セル	液体
溶液法	固定セル	液体
ヌジョール法	組立セル	固体
KBr法	錠剤成型器及びホルダー	固体
ATR法	ATR測定器	固体，液体
気体セル法	ガスセル	気体
顕微IR法	赤外顕微鏡	固体，液体

　現在の装置は，ほぼ干渉型のフーリエ変換型赤外分光計（FT-IR）である。従来の分散型の分光計と比べ，連続光による全波数域の入射光を同時に測定できることから，短時間で高感度な分析が可能となっている。

　測定としては，主に液体や固体試料を光路上に固定するだけであるが，厚みのある試料は光が透過しないため，均一に薄くする必要がある。固体試料の場合は，KBrと混ぜて乳鉢で粉末化し，専用の器具にて4mm程度の錠剤状にしたり，不揮発性の流動パラフィン（ヌジョール）に練り込ませた後に，専用プレートに塗布し，測定する。ヌジョール法では流動パラフィンに由来するIR吸収（1377 cm^{-1}, 1462 cm^{-1}, 2924 cm^{-1}）が出現するので注意する。これらの方法を透過法という。一方，入射光の反射を利用した方法（反射法）もある。全反射測定法（ATR法：attenuated total reflection）は上記のような試料調製のための前処理が不要で，専用の測定器でクリスタル（ゲルマニウムやダイヤモンド）と試料を接触させ，一定の入射角から赤外光を照射し，試料表面で起こるIR減光からIRスペクトルを測定する。少量の試料をそのままセットし，測定後に試料を回収できる特長を有する。

　実際には，試料の物理的性質や化学的性質により，測定法を選ぶ必要があり，またそれぞれの測定法にメリット・デメリットがあるため，複数の測定法で測定することが望ましい。

　どの測定法においても，試料調製は迅速に（吸湿しやすい試料は水によるIR吸収で妨害される），また適切な濃度に（濃すぎると，IR吸収が飽和して解析できない）することが重要である。

4）スペクトルの解析

　特性吸収帯には，個々の官能基の特徴的な伸縮振動によるIR吸収が現れるため，官能基の決定に非常に有用である。一方，指紋領域には，主に変角振動による多くのIR吸収がみられ，非常に複雑なスペクトルを与える。化合物固有のスペクトルのため，既知化合物の指紋領域の吸収と比較することで，同じ化合物であるかどうかの判別は可能である

が，未知化合物の場合は，全吸収の帰属は困難なため，補助的な役割，すなわち特性吸収帯で観察された結合に由来する変角振動が観察されているか否かとして捉えた方がよい。

　図2-14に有機化合物一般に共通する代表的な結合の特性吸収波数を示す。専門書にはさらに詳細な結合の吸収帯が記されているため，化合物の帰属において参考になる。ただし，最終的な帰属は核磁気共鳴法（p.116-）や質量分析法（p.120～）の併用が必須であり，化合物構造が複雑になればなるほど，IRのみからの同定には限界がある。

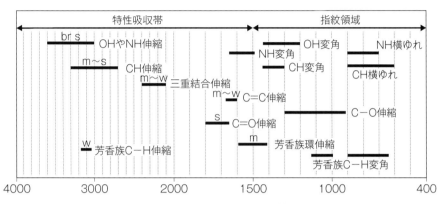

図2-14　代表的な結号のIR特性吸収波数

注）s：強い，m：中程度，w：弱い，br：幅広い

　多くのスペクトルデータ集が書籍やオンラインデータベースに収載されており，比較することができる。食品分析分野では，食品添加物（約60品目）の確認試験として，また食品衛生やクレーム分析等の検査として，すなわち食品中の異物鑑別として主に利用されている。例えば，製品中にプラスチックフィルムが混入していた際，そのフィルムの材質を明らかにすることで，どの工程で混入したかを推定できる。最近では，焦げた食材が製品に混入していた際，その焦げがどの食材由来なのかをFT-IRを使って明らかにする試みも行われている。

【演習問題】
　次の文章の中から正しい文章を選びなさい。
1. 目に見える赤い赤外線の吸収を利用した分析法を赤外分光分析法という。
2. 現在のIR分析には，フーリエ変換型よりも分散型の赤外分光計が主要に用いられる。
3. 横軸に波長，縦軸に入射光強度を示した曲線をIRスペクトルという。
4. 1700 cm⁻¹付近に強いIR吸収が観察された場合，その化合物はカルボニルC＝O基をもつ可能性が高い。
5. IR分析では官能基の同定は可能であるが，異性体の判別は困難である。

（平成27年度 食品衛生監視員採用試験より一部抜粋）

第2章　基機本器操作にとるよ定る成性・分析量の

4. 赤外分光分析法

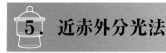

5. 近赤外分光法

1）赤外と近赤外について

　赤外線は，電磁波スペクトルのうち，可視部領域とマイクロ波領域との間の部分である。機器分析では，波長にして約800 nm〜1 mmの範囲で，800 nm〜2500 nmを近赤外，2500 nm〜25000 nmを中赤外，25000 nm〜1 mmを遠赤外と分類する（図2-15）。赤外領域の光のスペクトルは，光の吸収や散乱を利用することにより，分子の振動や回転のエネルギーを調べることができるため，分子の骨組みを反映している。このことを利用し，化合物の定性，定量，構造解析等に広く用いられている。

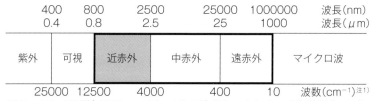

図2-15　電磁波(紫外〜マイクロ波)の波長(nmまたはμm)と波数(cm⁻¹)

注1）　波数とは，1 cm内にある波の数を表し，波数の逆数で表される。単位（cm⁻¹）をカイザーという。

　分子はそれぞれ固有の振動をしており，その分子に波長を変化させた赤外線を連続的に照射していくと，主として分子固有の振動エネルギーに対応した赤外線が吸収され，分子の構造に応じた特有の赤外線吸収スペクトルが得られる。こうした特有のスペクトルを解析することで，分子の情報を得ることができる。

　この赤外線領域の中でも，800 nm〜2500 nmの波長領域の電磁波を近赤外光（near-infrared：NIR）という。近赤外分光法は，この領域で生じる吸収を基に分析を行う手法で，観察されるほとんどのバンドは，水素を含む官能基に帰属する。そのため，近赤外領域では，中間赤外領域（2.5 μm〜1000 μm）でみられる炭素間（C-CやC=C）の伸縮振動のバンドは観測されないため，有機化合物の構造解析には不向きである。しかし，食品のたんぱく質や脂質，糖質等の化学成分の分析や硬度，加工適性等の理化学的特性の測定には，簡便・迅速かつ非破壊で行えるという利点から，近年，食品分析の分野で注目されている[1]。

2）近赤外分光法の原理

　近赤外光は，エネルギー的には可視光と赤外光の中間であるため，光の吸収が起こらず透過する。しかし，振動遷移の倍音や結合音に相当する遷移が生じると，わずかに近赤外光の吸収が起こり，それらは主として，C-H，O-H，N-Hのような水素を含む官能基やC-Oからなる官能基に帰属される。

近赤外域では，その性質により，3つの領域に分けられる。1つ目は800 nm～1100 nmの領域で，主としてC–H，N–HやO–Hの伸縮振動の高次倍音（第2，第3，第4倍音等）である。いずれのバンドも非常に弱いので，この領域では透過性に優れる。2つ目は，1100 nm～1800 nmの領域で，C–H，N–H，O–Hの伸縮振動の第1，第2倍音，C–Hの振動の結合音等である。3つ目は，1800 nm～2500 nmの領域で，ここで観測されるバンドのほとんどは結合音によるものであり，透過性はかなり悪い（表2–5）[2]。

　一般に近赤外領域で生じる吸収は非常に弱い。例えば，中間赤外では水の–OH基に由来する吸収は非常に強いため，水を多く含む試料に対しては適応が困難であるが，近赤外領域での水の吸収は，適度に弱いため，食品中の水分含量の測定にも適用できる。

表2–5　有機化合物の近赤外領域吸収バンドの波長（nm）と波数（cm⁻¹）の帰属

波長（nm）	波数（cm⁻¹）	主な構造の帰属
2200～2450	4545～4082	C–H伸縮振動（結合音）
2000～2200	5000～4545	N–H伸縮振動（結合音） O–H伸縮振動（結合音）
1730～1760	5780～5682	S–H伸縮振動（第1倍音）
1650～1800	6061～5556	C–H伸縮振動（第1倍音）
1400～1500	7143～6667	N–H伸縮振動（第1倍音） O–H伸縮振動（第1倍音）
1300～1420	7692～7042	C–H伸縮振動（結合音）
1100～1225	9091～8163	C–H伸縮振動（第2倍音）
950～1100	10526～9091	N–H伸縮振動（第2倍音） O–H伸縮振動（第2倍音）
850～950	11765～10526	C–H伸縮振動（第3倍音）
775～850	12903～11765	N–H伸縮振動（第3倍音）

出典）B.H.Start, *Infrared Spectroscopy; Fundamental and Application*, Wikey, 2004.

3）近赤外分光法の食品への応用

　近赤外光は，吸収が弱い特徴を示すが，このことは，試料に照射された電磁波のエネルギーの衰退が小さいことを意味する。したがって，照射光が試料の深部まで到達することが可能であるため，食品試料を前処理等することなくそのままの測定を行うことができる。

　図2–16に，だいず及びこめと，それぞれの主要成分であるたんぱく質，でん粉，水，脂質の近赤外スペクトルを示す。横軸（X軸）に波長（nm）を，縦軸（Y軸）に吸収される光の程度を示し，吸収が大きいものほど高い値を示す。だいず及びこめのいずれの試料でも観測される1935 nm付近の吸収バンドは，水に由来するものである。こめの2100 nm付近では，でん粉に由来するが，でん粉含量の少ないだいずにはそのバンドは観測されない[3]。

　近赤外分光法の最大の利点は，非破壊，非接触的に多成分を同時にかつ迅速に分析ができる点にある。また，近赤外分析では，危険な化学物質や溶媒，試薬を使用することなく，また試料の前処理の必要がない。さらに，液体や固体等の試料の形態を選ばないとい

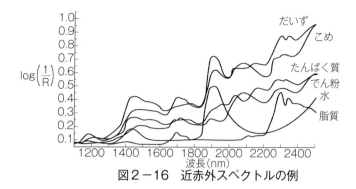

図2-16　近赤外スペクトルの例

出典）岩元睦夫.他編『近赤外分光法入門』幸書房，1994，pp.53-54.

表2-6　近赤外分光法の食品等への応用例

食品	近赤外分光法の応用
穀　類	・こめ，こむぎ，だいず，そば粉：水分，たんぱく質，でん粉，灰分の測定
畜産物	・生乳：たんぱく質，脂質，乳糖，固形分の測定 ・ハム，肉：塩分，カロリー，異常肉の検出
飲　料	・酒類：アルコール量の定量 ・日本酒：アミノ酸，糖類の定量 ・ジュース：糖類の測定
加工食品	・しょうゆ：塩分，全窒素，グルタミン酸，アルコールの定量 ・パン：添加物のビタミンC，L-システインの定量
青果物	・もも，りんご，みかん，メロン，トマト：糖度，酸度の測定 ・茶葉：各種成分の測定 ・サトウキビ搾汁液：品質評価
その他 （基礎研究）	・水分子の水素結合状態の解析 ・ミネラルウォーターの判別分析 ・でん粉の糊化度の測定

出典）河野澄夫「食品の非破壊計測のための近赤外分光法」応用物理，**70**（6），2001，pp.660-665.

う点でも，食品分析法としての利用価値は非常に大きい（表2-6）。

　こうした特徴から，最近では，ポータブル近赤外分光計を用いて，農産物の糖度や酸度を測定できるようになった。農産物の品質評価はもちろんのこと，生育中での品質評価も可能となり，この技術は，「光センサー」という呼称で広く農業分野で使われている。

4）近赤外分光計での測定・解析

　近赤外分光計は，基本的には紫外可視領域や赤外領域の分光計と同じく，光源，分光部，検出器からなり，得られたスペクトルを解析する。

　a．光　　源　　近赤外領域の800 nm～2500 nmの広範囲領域を測定する場合には，タングステン光源を用いる場合が多く，主に研究用機種に用いられている。

　短波長領域（～1100 nm）を測定する場合では，ダイオードを光源とするものが多く，オンライン測定やフィールド測定用の機種に使用されている。

　b．分光部と検出部　　分光法には，干渉フィルター法S域，回折格子方式，干渉計

（FT‐IR）方式，音響光学変調フィルター方式，アレイ検出器方式等，多くの方式がある。また，検出器は一般的にPbS光導電検出器とSi光起電力型検出器が用いられている。

　ｃ．スペクトル解析　　近赤外スペクトルは，図2‐16で示したように，複数の成分の情報が含まれているが，このスペクトルから多くの情報を有効に引き出すために，差スペクトルや積分スペクトルに変換したのちに解析することが多い。差スペクトルは，試料間の差や変化を検出するのに有効である。

　現在，様々な実用的装置が開発されている。例えば日本の選果場から出荷される果実の半数は，主に糖度と酸度を毎分数十個の速度で測定をして格付けが行われている。これは，近赤外分光法が非破壊で簡便かつ迅速に測定できるからである。また，フィールドでも使用可能な小型装置が開発され，収穫前の果実の熟度を，果実を狩ることなく測定ができるため，最適な摘果時期を判定することにも使われている。表2‐6にもまとめたように，様々な食品において，近赤外分光法が用いられており，今後も食品の分野での応用が期待されている。

　■引用文献■
1）松井利郎・松本清共編『食品分析学　機器分析から応用まで』培風館，2015，p.40.
2）近藤みゆき「近赤外分光法による食品の化学的分析」名古屋文理大学紀要，2007，pp.23‐28.
3）岩本睦夫,他編『近赤外分光法入門』幸書房，1994，pp.40‐61.

【演習問題】
　次の文章の中から正しい文章を選びなさい。
1．近赤外分光法で用いる電磁波の領域は，2500 nm〜25000 nmである。
2．近赤外分光法では，観察されるほとんどのバンドは食品に含まれる成分の炭素同士の結合を含む官能基に帰属する。
3．近赤外スペクトルにおいて，2100 nm付近の吸収バンドは，水に由来する。
4．近赤外光は，試料に照射した電磁波エネルギーが衰退しやすく，その表面のみの情報が得られる。
5．ポータブル近赤外分光計では，農産物の糖度や酸度を非破壊で，簡便かつ迅速に測定できる。

6. 原子吸光法とICP発光法

食品には多くの無機元素が含まれ，これらは必須元素（いわゆるミネラル）と有害元素に分類される。その存在量が生体に影響を及ぼす大きな要因となるため，無機元素を定量分析することは，食品分析において重要である。食品中の個々の無機元素量を求める機器分析法として，原子吸光法とICP（原子）発光法がある。さらに，原子吸光法はフレーム法とフレームレス法（グラファイト炉法）が，ICPはICP発光分析法（ICP‐AES）とICP質量分析法（ICP‐MS）がある。これらは比較されることが多いため，各分析法の原理や検出限界を理解して，適切な分析法を選ぶ必要がある。

1）原子吸光法

（1）原　　理

a. 概　　要　試料中の様々な状態で存在する無機元素を高温中で原子の状態（原子蒸気）にし（原子化という），これにある特定の波長の光を照射すると，原子が光エネルギーを吸収する。この吸収現象を利用した分析法を原子吸光分析法（AA：atomic absorption spectroscopy）という。原子が光を吸収する波長は元素固有であり，その光吸収量はランベルト・ベールの法則（p.85参照）に従い原子数に比例するため，試料中の無機元素の濃度を知ることができる。

b. 光の吸収　原子吸光法では約70の元素が測定できる。各元素を測定するための分析線（吸収波長）の一部を表2‐7に示す。有機物は幅広い光（数nmオーダー）を吸収するのに対し，原子は非常に幅の狭い特定の光（0.1 nm〜0.01 nmオーダー）しか吸収しない。そのため，スペクトル幅の狭い光（輝線）を発する中空陰極ランプ（ホロカソードランプ）を励起光源として使用する。このランプは各元素に専用で，測定元素ごとに交換しなければならない。

表2－7　元素の吸収波長と検出限界

元　素	吸収波長(nm)	検出限界濃度(ppb) フレーム法	検出限界濃度(ppb) フレームレス法	元　素	吸収波長(nm)	検出限界濃度(ppb) フレーム法	検出限界濃度(ppb) フレームレス法
亜鉛 Zn	213.9	1	0.003	鉄 Fe	248.3	4	1
アルミニウム Al	309.3	3	0.1	銅 Cu	324.8	1	0.1
カドミウム Cd	228.8	2	0.008	ナトリウム Na	589.0	8	0.02
カリウム K	766.5	3	0.1	鉛 Pb	283.3	10	2
カルシウム Ca	422.7	1	0.04	ニッケル Ni	232.0	5	0.9
銀 Ag	328.1	1	0.01	バリウム Ba	553.6	20	0.6
クロム Cr	357.9	2	0.2	ヒ素 As	193.7	30	0.8
コバルト Co	240.7	2	0.2	マグネシウム Mg	285.2	0.1	0.1
水銀 Hg	253.7	500	0.2	マンガン Mn	279.5	0.8	0.02

c．干　　渉　　試料中の共存成分等による干渉（分析値に誤差を与える要因）が起こる
場合があり，それぞれ対応が必要となる。

① **分光学的干渉**：バックグラウンド干渉とも呼ばれ，目的とする元素の吸収が共存す
　　る他の成分に吸収されたり，光散乱による場合をいう。例えば海水のように試料中に
　　NaClが数％含まれる中で，ppm（％の1万分の1）やppb（ppmの1000分の1）の微量
　　測定は困難である。原因成分の除去やバックグラウンド補正等の対応が必要となる。

② **物理干渉**：試料溶液の粘性や表面張力の差異により，導入される試料量が減少し，
　　吸光度が低下する場合がある（フレーム法）。干渉しなくなるまで試料を希釈したり，
　　内標準法や標準添加法による定量が必要となる。

③ **化学干渉**：フレーム中で目的元素が共存物質と反応して，難解離性の塩や酸化物と
　　なり，吸光度が低下する場合をいう。例えば，Ca分析において，試料中にリン酸が
　　存在すると，フレーム中でリン酸カルシウムとなり，Caの吸光度が低下する。干渉
　　抑制剤としてランタンLaを加えたり，標準添加法による定量が必要となる。

（2）装　　置

　a．構　　成　　原子吸光光度計の装置構成は，図2－17のように光源部，試料原子化
部，分光部，検出・処理部からなる。炎や発光成分の光を取り除くため，試料原子化部の
後に分光部が配されている。

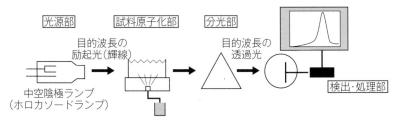

図2－17　原子吸光光度計の装置構成

　b．**フレーム法**　　試料を原子化する際，炎の熱により行うものをフレーム法という。
通常のガスバーナー（空気－プロパン）では温度が低く，原子化できないため，助燃ガス
と燃料ガスを組み合わせた高温のバーナー〔空気－アセチレン（最高温度2300℃），亜酸化窒
素－アセチレン（最高温度3000℃）等〕を用いる。試料中に有機物があると，炎により炭化
物を生成し，目的元素を吸着する等，障害を引き起こすことから，あらかじめ灰化（湿式
灰化あるいは乾式灰化）により有機物を取り除く前処理が必要となる。また，不溶物等の
固形物は減光の原因となるため，試料は適切な前処理により溶液状態にする。

　c．**フレームレス法**　　一般には，グラファイト（黒鉛）炉を使って試料元素を電気的
に加熱する方法が知られる。試料の前処理は不要で，温度プログラムにより乾燥，灰化，
原子化と一連の処理が行われる。そのため，溶液でも固体でも測定でき，感度が高いこと
が利点としてあげられる。一方，温度プログラムにより段階的に温度を上げるため，試料
毎の分析時間がかかることや化学干渉を受けやすい等の欠点を有する（表2－8）。

表2-8　フレーム法とフレームレス法

	フレーム法	フレームレス法
原子化の原理	炎の熱による原子化	電気的加熱による原子化
原子化の効率	約10％（90％はドレインより廃棄）	ほぼ100％
試料の前処理	必要（溶液のみ。不溶物不可）	不要（液体・固体）
試料量	約1mL	5～50μL
測定時間	10～30秒／サンプル	1～5分／サンプル
分析感度	低い（ppmレベル）	高い（ppbレベル）
再現性	RSD[注1]1％以下	RSD[注1]2～5％程度
バックグラウンド	小さい	大きい
共存物の影響	受けにくい	受けやすい
ランニングコスト	安価	高価（フレーム法と比較）

注1）RSD：相対標準偏差

（3）測　　定

　各元素の標準原液が市販されていることから，濃度の異なる標準溶液を調製し，それぞれの標準溶液の吸光度を測定し，得られた値から検量線を作成する。次に測定可能な濃度範囲に調製した試料溶液の吸光度を測定した後，検量線から目的元素の濃度を求める。この方法を（絶対）検量線法という（図2-18）。ただし，干渉の影響を受けるような試料の場合は，内標準法や標準添加法による定量法が利用される。

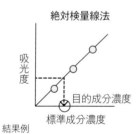

結果例

●標準溶液（std）の実験結果

濃度	std吸光度
1.0	0.20
2.0	0.40
3.0	0.60

●試料溶液の実験結果
試料の吸光度 0.30

濃度（x）と吸光度（y）の関係式（検量線の式）は，y＝0.20xとなり，試料の吸光度0.30からxの解，つまり試料中の目的成分濃度は1.5とわかる。

目的成分（標準溶液）の濃度と吸光度の関係を示す検量線を作成し，試料の吸光度から目的成分濃度を求める方法である。簡便であるが，吸光度は注入量や測定条件の影響を受けるため，標準溶液も試料も厳密に再現し，測定しなければならない。

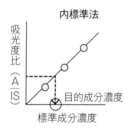

●標準溶液（std）の実験結果

濃度	std吸光度	IS吸光度	比
1.0	0.18	0.18	1.0
2.0	0.46	0.23	2.0
3.0	0.60	0.20	3.0

●試料溶液の実験結果
試料とISの吸光度 0.28, 0.19（比1.5）

濃度（x）と吸光度比（y）の関係式（検量線の式）は，y＝xとなり，試料の吸光度比1.5からxの解，つまり試料中の目的成分濃度は1.5とわかる。

吸光度が注入量や測定条件の影響を受けたとしても，ISとの比をとることで相殺でき，精度よく定量が可能となる。ただし，試料中の他の成分により目的成分が干渉を受ける場合，試料のみが干渉を受けるため，試料中の含量を正確に測定できない。

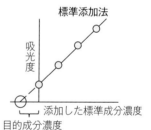

●試料（S）＋標準溶液の実験結果

濃度	吸光度
S+0	0.24
S+1.0	0.40
S+2.0	0.56
S+3.0	0.72

濃度（x）と吸光度（y）の関係式（検量線の式）は，y＝0.16x＋0.24となり，y＝0のときのxの値の絶対値が目的成分濃度となるため，試料中の目的成分濃度は1.5とわかる。

試料に標準溶液を添加することで，全ての測定試料が干渉を受けるため，干渉を考慮した検量線を作成でき，試料中の含量を正確に測定できる。検量線作成に試料を大量に使用するため，使用できる試料量が少量の場合には利用できない。

図2-18　種々の検量線法

2）ICP発光法−ICP発光分析法とICP質量分析法

　ICPとは inductively coupled plasmaの略であり，高周波誘導結合プラズマという。金属を炎の中に入れると発光する現象は炎色反応としてよく知られている。すなわち，金属元素が高温下で励起され，基底状態に戻る際に発光する現象である。

　この発光する光を測定する方法としてフレーム発光分析法がある。炎色反応が観察（定性）であるのに対し，生じた光を分光して強度を測定できるため，可視光線（目に見える光）だけでなく，紫外線を発する元素も測定でき，その強度から目的元素を定量できる。また，生じた光を分光するため，複数の元素を同時に測定することができる特長を有する。ただし，熱エネルギーが少ない（温度が低い）と励起されず，発光しないため，フレーム発光では測定できる元素はアルカリ金属やアルカリ土類金属に限られる。

　このような中，最高温度約10000℃のICPが登場し，ハロゲン，希ガス等の一部の元素を除き，ほとんどの元素を励起できる装置が登場した。これを利用した分析法がICP発光分析（ICP−AES）である。フレーム法の原子吸光分析とほぼ同程度の感度で，多元素を同時一斉分析できるという特長を有する。ただし，高価なアルゴンガスを分析中に絶えず使用するためランニングコストがかかること，フレームレス法より感度が劣るという欠点を有する。

　高温プラズマ中では原子の励起効率は低く，多くはイオン化する。そのため，ICP−AESは低感度である。一方，効率よくイオン化されることを利用して，生成されたイオンを質量の違いで分離し，質量分析計で高感度に測定する装置がICP質量分析計（ICP−MS）である。装置は高価であるが，ICP−AESと比べ3桁以上（ppb〜pptレベル）の高感度で多元素を一斉に分析できる特長を有する。

【演習問題】
　　次の文章の中から正しい文章を選びなさい。
　1．熱エネルギーにより励起された原子が基底状態に戻る際に，光が放出される現象を利用して，微量元素の測定を行う手法を原子吸光法という。
　2．原子化された原子は高温下で原子固有の波長の光を吸収する。
　3．原子吸光法に用いられる光は連続スペクトルである。
　4．原子吸光法は，光源としてホロカソードランプを使うため，多元素を一斉に分析できない。
　5．絶対検量線法は，共存物質の干渉を受ける試料の定量に適している。

（平成29年度食品衛生監視員採用試験より一部抜粋）

7. 液体クロマトグラフィー法

　クロマトグラフィー（chromatography）は，ロシアの植物学者ミハイル・ツヴェット（Michail Tswett）が植物色素の成分を分離する方法として発明したものである。ギリシャ語で「色」を意味する「chroma」と「記録」を意味する「graphos」からの造語である。

　クロマトグラフィーは，以下の原理により物質を分離する方法である。互いに混じり合わない2つの相，固定相（stationary phase）と移動相（mobile phase）が平衡状態にあり，そこに試料を導入すると，試料は移動相上を移動する。試料中の各成分の中で，固定相との相互作用が弱い成分はすぐに固定相から溶出し，固定相との相互作用が強い成分は固定相に長い時間保持される。相互作用の大きさの違いによって，各成分を分離する。クロマトグラフ（chromatograph：装置）を用いて実施したクロマトグラィー（chromatography：手法）の結果を記録したものをクロマトグラム（chromatogram）という。

　高速液体クロマトグラフィー（high performance liquid chromatography：HPLC）は，多種多様なクロマトグラフィーの中で最も普及しているものである。その特徴は，微細な形状の充填剤を耐圧性のカラムに充填し，加圧ポンプを用いて移動相である液体を送液することであり，短時間で高精度な分離・分析が可能である。また，HPLCは，他のクロマトグラフィーと比較して，溶液状態の試料をそのまま装置にかけられること，分離後の試料の回収が比較的容易であること，定量性・再現性が高いことも特徴である*。

　＊　機器を用いるクロマトグラフィーでは，ガスクロマトグラフィー（gas chromatography：GC），特にキャピラリーガスクロマトグラフィーがその分離と定性性のよさで普及しているが，分析のためにガス化が必要である。しかし，分子量の大きな物質や極性の高い物質はガス化が困難であること，ガス化のための誘導体化が必要となることが多く，さらに導入した試料を分離後に回収することも困難である。また，キャピラリー電気泳動（capilalie electrophoresis：CE）は，分離度は非常に高く，試料を回収することも可能ではあるが，導入可能な試料量が限られている。薄層クロマトグラフィー（thin layer chromatography：TLC），ペーパークロマトグラフィー（paper chromatography：PC）は，高価な装置を用いない簡便な方法であることや多点数の分析を一度に実施できることが特徴であるが，定量精度が十分とはいえないため，その面から利用が限られてきている。

1）HPLC装置の基本構成

　HPLC装置の基本構成は送液部（ポンプ），試料導入部，試料分離部（カラム），検出部である。この4つの部分に，溶媒脱気装置，カラム恒温槽，データ処理装置の3つを加えたものが，分析を精度よく行うためのHPLCの標準的な構成となっている（図2-19）。

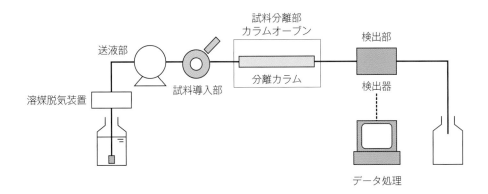

図2-19 HPLCの基本構成

（1）送液装置

　送液装置（ポンプ）に要求される機能は，脈流がなく（流量や流速に変動がなく），一定の流速で移動相を連続的に送り出すことである。これは，単一の溶媒を送る場合（イソクラティック：isocratic）においても，2種類以上の溶媒を混合しながら，あるいは混合比率を変更しながら〔グラジエント（gradient）をかけながら〕送液する場合においても同じである。

　グラジエントの方法としては，2台以上のポンプを並列に用いて，溶媒をポンプで加圧後に混合して移動相をつくる高圧グラジエントと，ポンプへ溶媒を供給する前の段階で切り替えバルブ等を用いて，複数の溶媒を同時にポンプへ供給する低圧グラジエントの2つの方式がある。それらには，何らかの方法で溶媒を混合するための混合器（ミキサー）が必要となる。高圧，低圧ともに特徴があり，装置の使用目的，コスト等を総合的に判断して選択する。一般的には，高圧グラジエントの方が送液性能としては高いが，送る溶媒の数だけポンプが必要となり装置の価格が上昇する。

　溶媒脱気装置は，ポンプに溶媒を供給する前に溶媒中に溶け込んでいるガス（主に窒素ガス）を除去するためのもので，気泡の発生しやすい溶媒，例えば，水とメタノールの混合溶媒のような場合には必須の装置である。分析の安定性の観点からも脱気工程を入れておくことが望ましい。なお，脱気装置を使わず，溶媒を調製後に，超音波洗浄器にかけ脱気する方法も有効である。

（2）試料導入装置

　試料導入装置には，マニュアルインジェクターとオートインジェクターの2つがある。マニュアルインジェクターは，試料を保持するためのループと高圧6方バルブを変形したものを組み合わせたものが主力になっている。オートインジェクターは，試料の前処理（誘導体化，希釈等）が可能なもの，高速で大量処理ができるハイスループットに徹したもの，サンプル容器としてバイアルびんを用いるもの，マイクロプレートが使用可能なもの等多様であり，装置によって直前の試料から次の試料へのキャリーオーバー（試料の微量

の持ち超し）等も異なり，使用目的に合わせた装置を選択する必要がある。また，試料の性質によっては試料冷却装置も必要となる。

　試料を溶解する溶液は，目的物を完全に溶解するとともに，できるだけ試料を導入するときの移動相に近い組成であることが望まれる。移動相よりも極端に溶解性の高い溶媒に試料が溶けている場合は，試料導入部で不溶性のものが析出し，配管の目詰まりを起こすことがあり，また，クロマトグラムのピークの形状やリテンションタイム（保持時間）に影響を与えることがある。

（3）カラムとカラム恒温槽

　HPLCにおいて分離の場となるのがカラムである。通常の分析には内径3〜6 mm程度，長さ100 mm〜250 mm程度のステンレススチールのカラムに，平均粒径3〜10 μmのシリカゲルを基材として種々の処理をした充填剤を充填したものが多く用いられている。HPLCが普及した理由として，GCでは，通常，ヘリウムガス，水素ガス，窒素ガスのいずれかに限られていた移動相を，HPLCでは自由に選べることと並んで，その多様な移動相に対応する多様なカラム充填剤があることがあげられる。

　HPLCでよく使われる分離系（カラム）には，順相，逆相，イオン交換，ゲル濾過（gel permeation chromatography：GPC）等がある。以下に概略をまとめる（表2−9）。

表2−9　HPLCで利用される分離の原理及びカラム充填剤

分離の原理	主な充填剤	主な移動相
吸着クロマトグラフィー	・シリカゲル	非極性有機溶媒（ヘキサン等）
順相分配クロマトグラフィー	・アミノ基，ジオール基を結合したシリカゲル ・グラファイトカーボン	極性有機溶媒（アルコール等）
逆相分配クロマトグラフィー	・C_{18}，C_8，C_{30}，フェニル基等を結合したシリカゲル	水を含む極性有機溶媒
イオン対クロマトグラフィー	・C_{18}を結合したシリカゲル	イオン対を形成する試薬を含む溶媒
イオン交換クロマトグラフィー	・アニオン交換体（アミン類），カチオン交換体（スルホン基，カルボキシメチル基等）を結合した樹脂	pH，塩濃度を規定した水系溶媒
分子排除クロマトグラフィー（ゲルろ過クロマトグラフィー）	・ポアサイズを厳密にコントロールした樹脂	水，有機溶媒（カラム，試料による）
キラル分離クロマトグラフィー	・光学異性体を結合した樹脂	
アフィニティクロマトグラフィー	・抗体を結合した樹脂・モレキュラーインプリント樹脂	

　①　順相とは，移動相と固定相の関係において，移動相の極性が固定相の極性よりも低いものをいい，シリカゲルをそのまま充填したカラムを用いる吸着クロマトグラフィーと，シリカゲルの表面にジオール基，シアノ基あるいはアミノ基を結合したものを充填したカラムを用いる分配クロマトグラフィーに分類することもできる。ただし，通常は，吸着のみ，または分配のみの分離ではなく，両方の性質を利用した分離が行われている。移動相としては，吸着型では水と混和しない極性の低い有機溶媒

（ヘキサン等）をベースに用いることが多く，分配型では比較的極性の高い有機溶媒（アルコール等）が用いられる。

② 逆相とは，移動相の極性が固定相の極性よりも高いものをいう。この中で，最も一般的なものは，C_{18}あるいはODS（オクタデシルシリル基をシリカゲル上に結合させたもの）である。この他，C_8（オクチル基を結合したもの）やフェニル基，ジオール基を結合したものがある。逆相は，最も多用されている分離モードで，水系の移動相が使えることが利点である。食品成分，食品中の種々の機能性成分，生体関連物質を含め水溶性の物質の種類は多様で，かつ大量に存在する。これらの物質はその構造に極性の官能基をもち，揮発性が低く熱にも不安定なものが多く，そのままではGCによる分析が困難なものが多い。HPLC（特に，ODS）は，これらの物質をそのまま分析することが可能なため，広範に使用されている。

③ イオン交換は，充填剤に用いるイオン交換体と試料中のイオン性の官能基をもつ物質の相互作用により分離するもので，カチオン交換体（スルホン基，カルボキシメチル基等）及びアニオン交換体（アミン類）を結合した充填剤を用いたカラムがある。アミノ酸分析計やイオンクロマトグラフィーには，これらイオン交換系のカラムが多く用いられている。

④ 分子排除クロマトグラフィーあるいはゲルろ過クロマトグラフィー（GPC）は，高分子充填剤のネットワーク，または細孔による分子ふるい作用により，試料の分子量（分子の大きさ）で分離する。カラム充填剤の細孔直径より大きな分子はカラムを素通りすることになり，分離の初期に溶出され，以後分子量の大きな順に溶出されてくる。重合度の異なる物質の分離や，大きく分子量の異なる物質の分離に用いられる。

この他，充填剤に光学活性をもった基を結合させ，光学異性体を分離するキラル分離，及び抗体等を結合した樹脂を充填したアフィニティークロマトグラフィー等がある。

また，カラム恒温槽によりカラム温度を一定に保つことで，分離の安定，定量精度の向上，カラムの耐久性の向上も図られる。

（3）検 出 器

HPLCの検出器は，カラムの進歩とともにHPLCの発展を支えてきている。その主なものについて表2-10に示した。現在汎用されている可視紫外吸光検出器（UV-VIS検出器）には，分光器と光子倍増管の組み合わせを用いた単波長型のものと，光源から出た光をセルに当て，セルを通過した光を分光してからフォトダイオードアレー検出器（photodiode array detector：DAD）によりスペクトルとして記録するものの2つのタイプのものが用いられている。また，蛍光検出器（fluorescence detector：FLD）は高感度で特異性の高い検出器として多用されている。その他，試料の電気化学的な性質（電気伝導度，酸化還元電位等）を検出に利用する種々の電気化学的な検出器も用いられている。しかし，これらの検出器はいずれも検出の目的物が，光の吸収，蛍光の発生あるいは電気化

第2章 機器操作による成分の定性・定量の基本

7. 液体クロマトグラフィー法

表2－10　HPLCで利用される主な検出器

検出器の種類	感度	選択性	グラジエント溶離	備考
UV－VIS検出器	○	有（吸光物質）	○	・190～700nmの吸光度で検出 　（光源：D2とWランプ）
フォトダイオードアレイ検出器（DAD）	○	有（吸光物質）	○	・紫外から可視光までの広い波長範囲で 　スペクトル情報を収集
蛍光検出器（FLD）	◎	有（蛍光物質）	○	・蛍光物質を検出
示差屈折率検出器（RID）	×	無	×	・屈折率の変化を検出 ・温度や溶媒組成の変化に影響されやすい
蒸発光散乱検出器（ELSD）	△	無	○	・溶離液を蒸発させ，散乱光を測定 　（揮発性物質を検出）
電気化学検出器（ECD）	◎	有 （酸化還元物質）	○	・酸化還元反応で起こる電流を検出
電導度検出器	○	有（イオン）	△	・導電率により無機イオンを検出
質量分析計（MS）	◎	有	○	・質量を測定

学的に検出可能な性質等をもつ必要があり，試料の特異性に依存している。一方，試料の光学あるいは電気化学的特性に依存しない検出器としては，屈折率の差を利用した示差屈折率検出器（refractive index detector：RID）がある。RIDは基本的には試料の性質に依存せず，どのような成分でも検出することができる。しかし，検出感度が低く，屈折率は移動相溶媒においても温度，圧力，組成によって変化すること，グラジエントをかけると多くの場合，溶媒の屈折率も変化し，それがベースラインのドリフトとなって現れることから，グラジエント溶出と組み合わせて使用することには制限がある。

　近年，その進歩が著しい検出器が質量分析計（mass spectrometer：MS）である。HPLCで分離された成分を質量検出器へ導入し，大気圧中で溶離液を噴霧し，溶媒を多量の窒素ガスで除くとともにイオンも形成させ，形成されたイオンを選択的に質量分析計に導入する方法〔大気圧イオン化法：atmospheric pressure ionization：API（electrospray ionization：ESI法等を含む）〕が中心となり，安定した装置として実用化されている。この部分に関しては，質量分析法の項目（p.121）に詳しい解説がある。

　さらに，最近普及しはじめている検出器としては光散乱検出器（light scattering：LS）がある。この検出器は，RIDに代わるもので移動相を噴霧して気化させるため，移動相溶媒の影響を受けにくくRIDと同様に多くの化合物を分析できる。感度は高いが，移動相を噴霧し気化させるため，質量分析計を検出器に用いる場合と同様，不揮発性の塩等を移動相に使用することができないことに注意が必要である。

（4）データ処理装置

　現在では，パーソナルコンピューター（PC）を利用して，データの記録と機器の運転を同時に管理，記録するシステムが一般化しているが，データ処理装置が進歩し，装置の自動化が進むと，記録された分析値のみを大切にし，試料の分析中の出来事あるいは分離の状況等の記録であるクロマトグラムをあまり見ない傾向が出てきている。分析にあたっては必ず1点1点クロマトグラムを確認し，保持時間や定量値だけでなく，ピークの形状，

他のピークとの分離等を確認することは，使用しているカラムの状態をはじめ，HPLCの調子が分かるので大事である。また，データ処理装置（またはPC）によるデータ処理は，その使用している機器（ソフト）により，ピーク認識の方法に違いがあり，定量値が異なるので，装置の特徴を充分に理解して，特に定量下限付近の設定には気をつける必要がある。

（5）その他の周辺装置

　前記の装置の他にHPLCの周辺装置としては，試料検出のために誘導体化するための装置（反応槽と試薬送液用ポンプ），分離後の溶離液を分取するためのフラクションコレクター，カラムや流路を切り替えるスイッチングバルブ等があり，必要に応じて組み合わせて使用されている。

【演習問題】
　次の文章の中から正しい文章を選びなさい。
1．クロマトグラフィーは，互いに混じり合わない固定相と移動相の間で，試料中の各成分と固定相との相互作用の大きさの違いによって，各成分を分離する。
2．分子排除クロマトグラフィー（ゲルろ過クロマトグラフィー）は，試料中の各成分の分子量により分離するが，各成分は分子量の小さな順に溶出される。
3．クロマトグラフィーの仕組みで，移動相の極性が固定相の極性よりも低いものを逆相という。
4．示差屈折率検出器は，屈折率の変化を測定するため，幅広い成分に対して利用できるが，感度はあまり高くはない。
5．蛍光検出器は，蛍光物質を用いて誘導体化した成分を検出するため，幅広い成分に対して利用できるが，感度はあまり高くはない。

8. ガスクロマトグラフィー法

1）ガスクロマトグラフィーの原理

　ガスクロマトグラフィーとは，移動相にキャリアガスと呼ばれる不活性ガスを用いて，固定相（カラム）に対する保持力の差を利用して試料中の成分を分離分析する方法である。ガスクロマトグラフとは，ガスクロマトグラフィーを行う装置であり，① 液体試料を加熱し，気化するための「試料気化室」，② 成分を分離する「カラム」，③ 分離した成分を検出し，電気信号として出力する「検出器」で構成されている。ガスクロマトグラフを用いて分析する場合，試料溶液が装置に導入されると，試料溶液に含まれる化合物と溶媒成分は試料気化室内で気化される。キャリアガスは気化室→カラム→検出器に流れており，試料気化室内で気化された試料混合物はカラムに運ばれて各成分に分離され，検出器で成分が検出される（図2－20）。

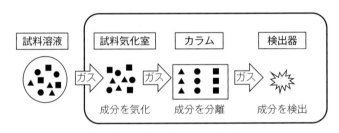

図2－20　ガスクロマトグラフィー

出典）　島津製作所「GC分析の基礎」（https://www.an.shimadzu.co.jp/gc/support/faq/fundamentals/gas_chromatography.htm#gc_1_2）を参考に作成.

2）装置の構成

（1）キャリアガス

　移動相としてキャリアガスボンベから送られてきたガスは，キャリアガス流量制御部において，一定の圧力と流量に調節されて試料気化室からカラムへと送られる。キャリアガス流量制御部は，調圧弁，流量調節弁，圧力計等から構成されている。不活性ガスであるキャリアガスには，ヘリウム（He），窒素（N₂），水素（H₂），アルゴン（Ar）等が用いられる。窒素ガスは安価で安全であるが，最適線速度範囲が狭いことと最適線速度が遅く分析時間が長いという欠点がある。ヘリウムガスは高価であるが，安全で比較的広い最適線速度範囲が得られるため，キャピラリーカラムの場合には，一般的にヘリウムガスが使用されている。キャリアガスは常に検出器に流れ込むために 99.995 ％以上の高純度のガスを使用する必要がある。

（2）試料気化室

　気体の試料はガス導入装置やガスタイトシリンジを用いて，液体の試料はマイクロシリ

ンジを用いて，試料気化室より注入する。一般的に気体の試料の場合，0.2 mL〜1 mL程度，液体の試料の場合，1 μL〜2 μL程度注入する。注入量が多いとピークの形状が悪くなったり，注入口が汚れる等のトラブルの原因となる。試料気化室には気化器が付属しており，カラムの温度よりも20℃〜30℃程度高くなっており，導入された試料を短時間で気化させてカラムに送ることができる。試料の導入方法には，スプリット注入法，スプリットレス注入法，全量注入法，コールドオンカラム注入法，プログラム昇温気化注入法がある。

　スプリット注入法はキャピラリーカラム分析において最も一般的な方法であり，適用範囲の広い注入方式である。分離に最適なカラム流量が設定できるため，高分離な分析が可能である。スプリットレス注入法は低濃度試料等の微量分析に用いられる方法である。全量注入法は，試料の全てをカラムに導入することが可能な方法である。コールドオンカラム注入法は，注入成分をキャピラリーカラム内部で緩やかに気化させる試料注入方法である。プログラム昇温気化注入法は，熱に不安定な化合物の分析に適した方法である。

（3）カラム

　カラムは試料中成分の分離を行うガスクロマトグラフの中心的な部位である。カラムにはパックドカラムとキャピラリーカラムの2種類がある。

　a．パックドカラム　　ガラス，ステンレススチールや合成樹脂製の管に充填剤を充填したカラムである。充填剤には，ケイソウ土や耐火レンガの粒子等からできた担体の表面に液相として飽和炭化水素類等の不揮発性分を薄く膜状にコーティングしたものが用いられている。

　b．キャピラリーカラム　　非常に細かい高純度のフューズドシリカ（溶融石英）の中に液相を薄い膜状にコーティングさせたカラムであり，5 m〜100 mの長さで分離能がよく，異性体も分離することが可能である。コーティング後に液相を架橋させたり，液相を化学結合させたカラムもある。キャピラリーカラムでは，テーリングの小さいピークが得られ，理論段数が非常に高いシャープなピークが得られる。

（4）検出器

　ガスクロマトグラフの検出器には，以下のものがある。

　a．熱伝導度検出器　　キャリアガスに試料成分が含まれると熱伝導度が低下することを利用した検出器である。キャリアガスだけが通る標準セルとキャリアガスと試料ガスが通る試料セルとの間の熱伝導度の差として検出する。有機物質も無機物質も全て検出できるが，検出感度は高くない。

　b．水素炎イオン化検出器　　水素と空気の混合気体の炎の中にキャリアガスによって運ばれた試料が入って，試料中の有機物質が燃焼することによってイオン化することを利用した検出器である。このイオン化した物質が電極間にイオン電流として流れ，電圧の変化として検出する。炭素−水素結合を有する有機物質を検出することができ，高感度である。

　　c．**電子捕獲検出器**　　キャリアガスを検出器内のトリチウム（^3H）またはニッケル（^{63}Ni）より放出された β 線によってイオン化して，一定の電流を流すことによって試料を検出する検出器である。キャリアガス中にハロゲンのような電気陰性度の大きい試料が入るとそのイオン電流が減少する。このイオン電流の減少を検出する。ハロゲンをもつ化合物，ニトロ基やカルボニル基をもつ化合物を検出することができる。

　　d．**炎光光度検出器**　　水素と空気のフレーム中で発光するイオウとリンを検出する検出器である。イオウやリンを含む化合物の検出に用いられる。

　　e．**アルカリ熱イオン化検出器**　　水素と空気の混合気体の炎中において，窒素やリンを含有する化合物に選択的に応答するケイ酸ルビジウムを含んだ検出器であり，窒素化合物やリン化合物を検出できる。

　　f．**ガスクロマトグラフ－質量分析計**　　気化した試料を質量分析計に導くために，ガスクロマトグラフと質量分析計を結合する各種インターフェイスが開発されている。試料分子のイオン化法として電子イオン化法や化学イオン化法が一般的であり，高感度に検出できる。

3）揮発性誘導体化

　ガスクロマトグラフは装置を高温に保って試料を気化して分析するため，難揮発性物質や熱によって分解される物質は分析することができない。したがって，このような物質をガスクロマトグラフで分析する場合，難揮発性物質を揮発性物質に変える，熱安定性を増加させて熱分解を抑制する，化合物の極性を減少させて固定相に対する吸着を減少させる，検出器に対する感度を増大させる等の目的で試料の誘導体化を行うのが一般的である。
　主な誘導体化法として，以下のものがある。

　　a．**メチル化法**　　$-OH$，$-COOH$等の官能基をジアゾメタン（CH_2N_2）等を用いてメチル化する誘導体化法である（$R-OH \rightarrow R-OCH_3$）。トリメチルシリル（TMS）化法は，$-OH$，$-COOH$，$-NH_2$等の官能基にトリメチルシリル化剤〔BSA，N,O－ビス（トリメチルシリル）アセトアミド〕等を加えて反応させ，難揮発性物質を揮発性物質に変える誘導体化法である〔$R-OH \rightarrow R-O-Si-(CH_3)_3$〕。

　　b．**アセチル化法**　　$-OH$，$-NH_2$等の官能基に無水酢酸を反応させる誘導体化法である（$R-OH \rightarrow R-OCOCH_3$）。

　　c．**トリフルオロアセチル化法**　　$-OH$，$-NH_2$，$-SH$等の官能基に無水トリフルオロ酢酸等を反応させる誘導体化法である（$R-OH \rightarrow R-OCF_3$）。この誘導体化法では，フッ素が導入されるため電子親和性が増加するために，電子捕獲検出器やガスクロマトグラフ－質量分析計を用いた場合，高感度に検出することができる。

　　d．**ペンタフルオロベンジル化法**　　フェノール等の$-OH$官能基にペンタフルオロベンジルブロミド等を反応させる誘導体化法である。トリフルオロアセチル化と同様に，電子捕獲検出器やガスクロマトグラフ－質量分析計を用いた場合，高感度に検出することが

できる。

　e．エステル化法　　三塩化ホウ素とメタノールを加えて反応させる誘導体化法である（R－COOH → R－COOCH₃）。

4）定量方法

　ガスクロマトグラフィーを用いた定量方法は，既知量の標準品を用いて測定を行い，ピークの高さ，あるいは面積を用いて検量線を作成した後に，試料について測定を行い，ピークの高さ，あるいは面積を求め，検量線の縦軸と横軸の関係より試料中の成分の定量を行うのが一般的である。検量線法には，絶対検量線法，内標準法と標準添加法がある（p.100の図2－18を参照）。

　a．絶対検量線法　　標準品を用いて濃度が段階的に異なる既知濃度溶液を調製し，それらの一定量を注入して得られたピークの高さ，あるいは面積を求める。グラフの横軸に標準溶液の濃度，縦軸にピークの高さ，あるいは面積をプロットして検量線を作成し，回帰分析後の一次方程式（$y = a \cdot x + b$）の傾き（a）と切片（b）を算出する。標準溶液を注入した場合と同一条件で濃度未知の試料溶液を注入し，ピークの高さ，あるいは面積を求める。検量線の一次方程式を変形した式〔$x = (y - b)/a$〕と回帰分析で得られた傾き（a）と切片（b）より，試料溶液の濃度を求める。絶対検量線の欠点は，注入量が一定でない場合，大きな定量誤差を生ずることである。

　b．内標準法　　被検物質のピークと完全に分離する安定な物質を内標準物質として選択し，その一定量を標準溶液と試料溶液に同一量添加して検量線を作成する方法である。グラフの横軸に標準溶液の濃度，縦軸には内標準物質のピークの高さ，あるいは面積に対する被検標準物質のピークの高さ，あるいは面積比をプロットして検量線を作成し，回帰分析を行う。絶対検量線と同様に，回帰分析で得られた傾き（a）と切片（b）より，試料溶液の濃度を求める。注入量を一定にする必要がなく，定量性に優れている方法である。

　c．標準添加法　　試料中に含まれる被検成分以外の成分がマトリクス等の影響によってピークが重なる場合に適用される方法である。

【演習問題】

　次の文章の中から正しい文章を選びなさい。

1．ガスクロマトグラフィー分析を行う場合，難揮発性物質を揮発性物質に変える必要がある。

2．ガスクロマトグラフィーの移動相は気体であるため固定相との分配平衡時間が短い。

3．熱伝導度検出器を使用する場合，熱伝導度の大きいガスを用いる。

4．水素炎イオン化検出器は，有機ハロゲン化合物に高い選択性を示す。

5．ガスクロマトグラフ－質量分析計は，難揮発性物質の分析に適している。

9. 電気泳動法

1）電気泳動法の原理

　電気泳動とは，溶液中の電荷を帯びた物質が電場の中で移動する現象である。食品中にはたんぱく質やアミノ酸，核酸等，電荷をもつ成分が含まれている。これらの成分を含む溶液に電極板を差し込むと，陽イオンは陰極へ，陰イオンは陽極へと移動する。このような物質の電気的な性質を利用して，分離する分析法が電気泳動法である。電気泳動の種類には，担体の種類や形状等，種々のものがあるが，ここではゲル電気泳動法について取り上げる。ゲル電気泳動法は，食品成分の分析でよく用いられる手法であり，たんぱく質やペプチド分析ではポリアクリルアミドゲル電気泳動，DNA等の核酸の分析ではアガロースゲル電気泳動が用いられている。

2）ポリアクリルアミドゲル電気泳動

　ポリアクリルアミドゲル電気泳動（polyacrylamide gel electorophoresis：PAGE）では，アクリルアミドとビス－アクリルアミドが架橋してできたポリアクリルアミドのゲルを用いる。ポリアクリルアミドゲルは，空隙や細孔をもつ3次元多孔質ゲルであり，孔による分子ふるい中をたんぱく質やペプチドが移動する。このときの移動速度は，「分子量」（大きいほど遅く）と「電荷」の大きさ（大きいほど速い）に依存し，分子全体の「形」も移動度に影響を与える。PAGEには複数の種類があり（表2-11），一般的には，Native－PAGE（PAGEと表記することも多い）と，ドデシル硫酸ナトリウム（sodium dodecyl

表2-11　主なPAGEと分離にかかわる因子

PAGEの種類	移動速度に影響する因子	原　理
Native－PAGE	分子量，形，電荷	たんぱく質固有の大きさ，形，電荷に応じて分離される。
SDS－PAGE	分子量	陰イオン界面活性剤であるSDS（ドデシル硫酸ナトリウム）は，たんぱく質分子にイオン的に結合するとともに，疎水性部分にも結合して，たんぱく質分子を変性させる。これにより，電荷と形以外の因子により分離される。
尿素－PAGE	分子量，電荷	尿素により水素結合が破壊され，たんぱく質が変性する。これにより，形以外の因子により分離される。
BN－PAGE (Blue Native PAGE)	分子量，形	色素（CBB G-250）がたんぱく質に結合することで，全体が負電荷となる。これにより，電荷以外の因子により分離される。

出典）恩田真紀「ポリアクリルアミドゲル電気泳動法」蛋白質科学会アーカイブ, 1, e011 2008.
　　　田村茂彦「BN－PAGEによるタンパク質複合体の解析」蛋白質科学会アーカイブ, 1, e015 2008.

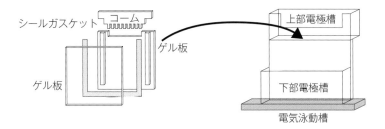

図2-21　ポリアクリルアミドゲル電気泳動に用いられるゲル作製板と電気泳動槽
出典）松井利郎・松本清共編『食品分析学　機器分析から応用まで 改訂版』培風館，2018，p.77.

sulfate：SDS）を含むSDS-PAGEがよく用いられている。PAGEで用いられているゲル作成板と電気泳動（スラブ電気泳動）装置を図2-21に示した。一般的なPAGEの流れは，試料の調製，ゲル作製，電気泳動，染色からなる。

（1）Native-PAGE

　Native-PAGEの場合，試料の調製は，試料溶液と試料処理液〔グリセロール，ブロモフェノールブルー（BPB），トリス塩酸緩衝液からなる〕を混合する。ゲルの作製は，2枚のゲル板に挟まれたシールガスケットの間に分離ゲル用のアクリルアミド溶液を流し込み，重合・固化させたのち，濃縮ゲル用の溶液を重層する。コームを差し込み，重合・固化させ，ゲルが固化した後，コームを取り除いた部分が試料溝となる。完成したゲルを泳動槽にセットし，泳動用緩衝液を満たす。試料を試料溝に添加し，通電して泳動を開始する。試料たんぱく質は，陽極（泳動槽の底面側）へと移動する。ミニゲルを用いた場合，はじめはゲル1枚当たり15 mA〜20 mAの定電流で泳動し，泳動の先端（BPB）が分離ゲルに移行したら150 Vの定電圧で泳動する。泳動の先端が分離ゲル下端の約5 mm上に到達したら，泳動を終了する。泳動後，ゲルをガラス板から外し，染色液中で振とうし，たんぱく質を染色する。一般的に，染色液にはクマシーブリリアントブルー（CBB）が用いられる。Native-PAGEは，試料溶液を変性させることなく泳動する方法であるため，ゲルを通過する際，たんぱく質の分子量や形，電荷の影響を受ける。たんぱく質の構造が破壊されていないので，泳動終了後に回収して，活性等をはかることもできる。

（2）SDS-PAGE

　SDS-PAGEは，試料をSDSや還元剤で処理し，たんぱく質を変性させた状態で泳動を行う。試料調製は，試料をSDSや2-メルカプトエタノール（2-ME）を含む試料処理液と混合し，加熱処理する。ゲルの作製や泳動の手順はNative-PAGEと同様であるが，

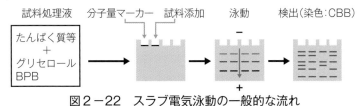

図2-22　スラブ電気泳動の一般的な流れ

SDSが含まれたゲルや緩衝液を用いて行う。たんぱく質は，還元剤である2－MEにより分子内のS－S結合（ジスルフィド結合）が還元（S－S結合切断）され，陰イオン界面活性剤であるSDSの疎水性部位がたんぱく質と相互作用するので，本来の構造が失われる。SDSが親水性（負電荷をもつ）部位を外側にして，たんぱく質の周りを取り囲むため，たんぱく質全体は負電荷となる。このため，SDS－PAGEでは，たんぱく質の形と電荷の影響がなくなり，分子量の違いのみにより分離される。このため，目的たんぱく質の分子量を求めることができる。

　試料たんぱく質の分子量は，試料と同時に分子量マーカー（分子量が既知のたんぱく質で，数種混合している市販品がある）を泳動することで求められる。ゲルの上端から泳動の先端（BPB）までの距離aと，あるたんぱく質バンドから分離ゲル上端までの距離bから，このたんぱく質の相対移動度Rfはb/aで求められる。分子量マーカーのRf値を計算し，Rf値（x軸）を分子量の対数（y軸）に対してプロットし，検量線を作成する。得られた検量線に，試料たんぱく質のRf値をあてはめることで，分子量が算出される。

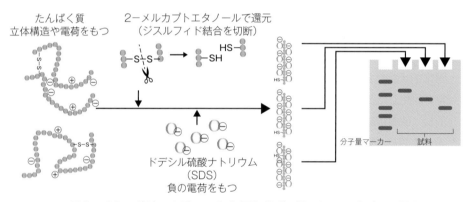

図2－23　ポリアクリルアミド電気泳動（SDS－PAGE）の原理

3）アガロースゲル電気泳動

　アガロースゲル電気泳動は主に核酸の分析・分離に利用される。核酸の分子の質量は典型的な分子でも数100万Da*であり，たんぱく質（13000 Da～350000 Da）に比べると非常に大きい。たんぱく質で一般的に用いられているポリアクリルアミドゲルは空隙が小さく，大きな空隙をもつゲルはもろく，壊れやすいため取り扱いが困難である。一方，アガロースゲルは，大きな空隙をもち，適度な安定性を有するので，核酸の分析にはアガロースゲルが適している。アガロースは直鎖状の多糖であり，加熱すると水に溶解し，冷却過程でゲル化する。アガロース濃度により孔のサイズを制御することができるため，試料のサイズに合わせてアガロース濃度が選択されている。

　＊　Da（ダルトン）：分子の質量を表す単位。国際単位系では，^{12}C原子の質量の1/12を1と定義している。

　アガロースゲル電気泳動の装置とゲル作製板を図2－24に示した。ゲル作製板に溶解したアガロースを流し込み，固まったらウェル（試料を注入する穴）を壊さないようコー

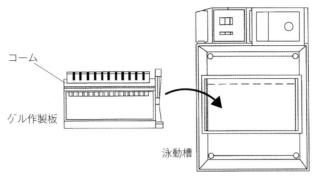

コーム

ゲル作製板

泳動槽

図2－24　アガロースゲル電気泳動に用いられるゲル作製板と泳動槽

ムを抜き取る。食品から抽出した核酸やPCR産物（PCR法についてはp.64を参照）等の試料は，ローディングバッファーと混合する。ローディングバッファーとは，アガロースゲルに試料を添加する際に混合するバッファーで，比重が高いグリセロールやスクロース，色素としてブロムフェノールブルー（BPB）が含まれており，試料溶液の20％の割合で混ぜることで，試料がウェルに沈みやすくなる。ゲルを泳動槽にセットしたのち，ウェルに試料を添加し，泳動する。アガロースゲル電気泳動は，ゲルは水平に，泳動バッファーに沈められた状態（サブマリン方式）で，定電圧（100 Vで約60分，先行マーカーを目安にする）で泳動するのが一般的である。電気泳動後のアガロースゲルは，エチジウムブロマイド1μg/mL溶液に入れ，核酸を染色する。染色したゲルを純水で脱色した後，UVトランスイルミネーター（透過型の照明装置）上で核酸のバンドを検出する。染色色素は核酸の二本鎖の隙間に入り込み（インターカレート），紫外線を当てると蛍光を発する。

　アガロースゲル電気泳動による核酸の分離は，分子量に基づいて分離されるため，核酸の分子サイズの推定に用いられている。泳動の際に，試料とともにDNA分子量マーカー（塩基対数が既知の核酸で，複数混合されたものが市販されている）を泳動する。染色後，マーカーの各塩基対の移動距離を測定し，各塩基対の対数（y軸）に対して，移動距離（x軸）をプロットしていく。核酸のサイズは，分子あたりの塩基対数（bp）として報告されることが多いので，y軸は対数（bp）で表す。プロットより，検量線を作成し，試料中のバンドの移動距離をあてはめ，試料の分子サイズを求めることができる。

【演習問題】

　次の文章の中から正しい文章を選びなさい。

1．ポリアクリルアミドゲルは，アクリルアミドとペクチンで形成される。

2．Native－PAGEは，たんぱく質の分子量推定に用いられる。

3．SDS－PAGEでは，試料調製の際，試料処理液とともに加熱処理を行う。

4．アガロースゲル電気泳動後，核酸の染色にはクマジーブリリアントブルー（CBB）が用いられる。

5．核酸は，正の電荷をもつので，泳動すると陰極側へと移動する。

10. 核磁気共鳴法

1）核磁気共鳴の原理

核磁気共鳴（nuclear magnetic resonance：NMR）法は，食品成分等の有機化合物の化学構造を明らかにするために極めて有効である。NMR装置は，新規化合物の化学構造を決定するほか，食品成分の同定等にも使われる。

物質は原子核と電子から構成された原子同士が結合してできている。原子の中には自転するものがあり，このことにより磁場が発生する。すなわち，小さな磁石と同じ性質をもつ。これを磁場の中に入れると外部からの磁場の影響を受け，こまが首振り運動するのと同じような現象（歳差運動）が起こる。この歳差運動の周期は外部磁場の強度と原子核の種類によって異なり，同じ周波数のラジオ波を加えた時に共鳴してエネルギーの吸収が起こる。このエネルギーの吸収・放出過程を検出しているのがNMR装置である。核磁気共鳴を起こす原子の^{1}Hや^{13}C等を測定することで，それぞれ^{1}H-NMRスペクトルや^{13}C-NMRスペクトルが得られ，スペクトル情報を解析することで化学構造を導くことができる。

2）核磁気共鳴（NMR）装置

（1）装置の構成

NMR装置*は，超伝導磁石 − プローブ（検出器）− 分光計 − データ処理機（PC）から構成される（図2 −25）。超伝導磁石は歳差運動を引き起こし，プローブはラジオ波の照射やエネルギーの検出，分光計はラジオ波の発振やプローブの検出信号を増幅しており，分光計で得られた検出信号をデータ処理機で解析することになる。

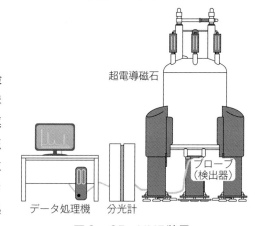

超電導磁石

プローブ
（検出器）

データ処理機　　分光計

図2−25　NMR装置

*　NMR装置と基本原理が同じ装置として磁気共鳴画像（magnetic resonance imaging：MRI）装置がある。MRI装置は病院で頭部や腹部等の検査に使われ，痛みもなく人体の様々な断面を画像化することができる装置である。NMR が化学構造の解析に重点を置いているのに対し，MRI は水素原子核（プロトン）の空間分布を画像化するものである。

（2）操　作

試料の調製は比較的容易であり，数 mgの試料を重溶媒〔全ての水素 が^{2}H（D：deuterium）で構成された溶媒：D_2O，CD_3OD，$CDCl_3$等〕に溶解してNMRチューブに入れる。これを装置内にセットして測定するが，解析可能なスペクトルを得るためには時間を要する。^{1}Hは 1 〜 2 分と短時間で済むが，^{13}Cは試料の量と分子量の大きさにもより，数時間から半日ほど測定に時間をかける必要がある。

3）核磁気共鳴（NMR）信号の解析例

　測定において得られるNMR信号は，同じ原子核であってもその原子核の置かれている状況，すなわち化学構造の違いにより様々な信号として現われる。ここではNMRスペクトルの例として，図2−27にチロソールの[1]H及び[13]C-NMRスペクトルを示した。チロソールはオリーブオイルに含まれる抗酸化成分の一つであり，近年様々な生理活性が明らかにされている機能性物質である。

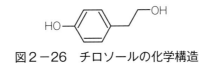

図2−26　チロソールの化学構造

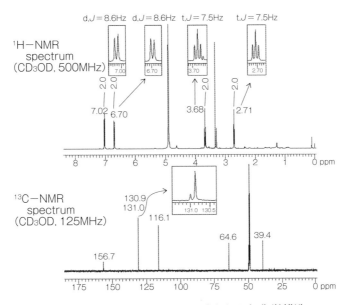

図2−27　チロソールのNMRスペクトルと化学構造

（1）[1]H−NMRスペクトル

　[1]H−NMRスペクトルでは化学構造の特徴により水素シグナルが違った場所に観測（観測されたシグナルの位置をケミカルシフトという：本書ではppmで示している）され，それぞれの水素シグナルの分裂の仕方から結合している炭素のさらに隣の炭素に水素がいくつ結合しているかが分かる。分裂の仕方は，水素が結合している炭素の隣の炭素に結合している水素の数よりも1つ多い個数で分裂して観測されるため，2本に分裂して観測されれば1個，3本に分裂して観測されれば2個の水素が隣の炭素に結合していることが分かる。この分裂は，3結合離れた水素の影響によるものであるため，影響しあう水素のシグナルは同じ幅で分裂して観測される。また，積分値（シグナルの面積）から水素の数も明らかになる。

　チロソールの[1]H-NMRスペクトルをみると，7.02 ppmと6.70 ppmのシグナルは同じ幅（8.6 Hz）で2本に分裂，3.68 ppmと2.71 ppmのシグナルは同じ幅（7.5 Hz）で3本に分裂

しており，全てのシグナルの積分値は，2.0である。そのため，前者は1個，後者は2個
の水素が結合している炭素に隣接したメチンプロトン（CHの水素のこと）とメチレンプロ
トン（CH₂の水素のこと）のシグナルであることが分かる。さらに，7.02 ppmと6.70 ppm，
3.68 ppmと2.71 ppmは同じ幅で分裂していることから，前者同士と後者同士がそれぞれ3
結合離れた関係にある水素のシグナルによるものであることも分かる。なお，全てのシ
グナルの積分値が2.0であることは，水素の数が2個ずつであることを意味している。こ
れまでの解析結果から，2個の=CH-CH=と1個の-CH₂-CH₂-がこのチロソールの化学
構造に含まれることが明らかになる。また，各シグナルのケミカルシフトから7.02 ppmと
6.70 ppmはベンゼン環であり，3.68 ppmのメチレン基には酸素が結合していることが分か
る。

（2）¹³C-NMRスペクトル

　¹³C-NMRスペクトルは分裂や積分値等の情報がなく，ケミカルシフトから化学構造を
推定することになる。スペクトル上で観測されている156.7，131.0，130.9，116.1 ppmの
シグナルは，ケミカルシフトからベンゼン環の炭素のシグナルである。130.9と116.1 ppm
のシグナル強度が他と比べて強いのは，化学構造で対称の関係にある2個の炭素が重なっ
て観測されているからである。よってベンゼン環の6個分の炭素の存在が明らかになり，
1個のシグナルだけ156.7 ppmと低磁場側〔スペクトルの横軸（ppm）の数字が大きな方を低
磁場，小さな方を高磁場と呼ぶ〕に観測されているのは，この炭素に酸素が結合している
ことを意味している。64.6，及び39.4 ppmのシグナルは，¹H-NMRスペクトルで観測された
-CH₂-CH₂-の炭素シグナルである。64.6 ppmのシグナルが低磁場に観測されていること
から，このメチレン炭素には酸素が結合していることが分かり，¹H-NMRスペクトルの
結果を支持している。ここまでの解析結果から，図2－28に示した2個の部分構造が明
らかになる。さらに116.1 ppmと39.4 ppmのシグナルのケミカルシフトの条件を満たすに
は，この2つの部分構造を直接結合させることになり，図2－29の部分構造が得られる。
図2－27の¹H-NMRスペクトルは，試料をCD₃OD（重メタノール）で溶解して測定した
ものであるため，交換性プロトンのシグナルが観測されていない。このことを考慮すると
チロソールの化学構造を導き出せたことになるが，完全に化学構造を決定するためには，

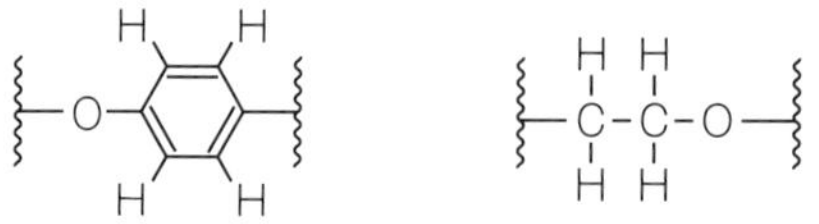

図2－28　NMRスペクトルから分かるチロソールの部分構造①

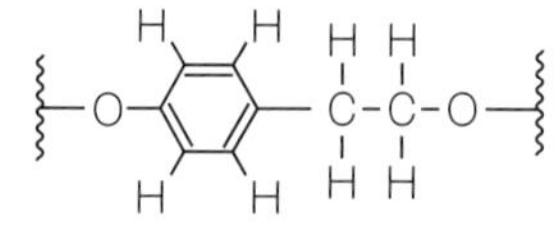

図2－29　NMRスペクトルから分かるチロソールの部分構造②

最後に質量分析結果が必要である。

4）核磁気共鳴（NMR）装置による食品分析

　前記のようにNMRスペクトルを解析することで，多くの食品成分の同定ができ，さらには新たな成分の発見につながる。実際の化学構造の決定には，同種核や異種核の2次元NMRや立体構造解析のために核の空間的な距離情報を得るNOESY（nuclear Overhauser effect spectroscopy）等，より複雑な解析を行うことが多い。

　近年では，多種類の成分が混在した食品サンプルにおいて，それぞれの成分を単離することなく，NMRスペクトル上で各成分の含有量を求めることができ，多くの試料の解析結果を統計処理することで，食品の産地や品質の検査等にも使用できるようになっている。より詳細な解析を行えば，検査対象とした食品の加工工程も推定できる。また，分子間の相互作用や分子の運動性の解明に用いられ，基礎研究から創薬，工業等，幅広い分野で利用されており，NMR装置は今後もさらなる利用法の開発が期待できる分析装置である。

【演習問題】

　次の文章の中から誤っている文章を選びなさい。

1．核磁気共鳴（NMR）法は，食品成分等の有機化合物の化学構造を明らかにするために有効な手段である。

2．NMRスペクトルを解析することで，多くの食品成分の同定ができる。

3．測定で得られたNMR信号は，同じ原子核であっても原子核の置かれている状況により，様々な信号として現われる。

4．核磁気共鳴を起こす原子の^{1}Hを測定することで，^{13}C-NMRスペクトルが得られる。

5．NMR装置と基本原理が同じ装置として，磁気共鳴画像（MRI）装置がある。

11. 質量分析法

1）質量分析の原理

　質量分析法（mass spectrometry：MS）は，物質の分子量や化学構造を知るための手法である。測定する分子を種々の方法で気体状のイオンとする。生じたイオンを真空中に導入して，電場や磁場による力で運動エネルギーを与えると，質量と電荷に応じて分離するので，これを検出する。このとき，質量を電荷の大きさで割った「質量／電荷比（m/z）」を横軸にとり，縦軸にシグナル強度をとったものをマススペクトルという。また，イオン化の過程及び真空中を飛行する間に，結合エネルギーの弱い箇所でイオンが開裂し，フラグメントイオンピークを生じる。このフラグメントイオンを解析することで，元のイオンの構造を推定することもできる。また，精密質量分析を行うことにより，物質の元素組成を解析することも可能である。

　質量分析法はfg（10^{-15}g）レベル，あるいはそれ以下の検出が可能な極めて高感度な手法であることや分子量が100万に及ぶたんぱく質等も測定可能なため，その有用性は高く，現在最も広く用いられている分析手法のひとつである。

2）質量分析計の構成

　質量分析計は，図2-30に示したように，試料導入部，イオン化部（イオン源），質量分離部（アナライザー），検出部（検出器），真空排気部（真空ポンプ），装置制御・データ処理部（データシステム）等からなる。測定時には，導入した試料をイオン化部でイオン化し，気相に存在するイオンにする。イオンは，そのm/zによって運動性が異なるため，種々の原理を用いて質量分離部でその分離を行い，検出部で検出する。アナライザー及び検出器は，イオンが他の粒子に衝突し，分離・検出が損なわれないよう，十分な平均自由工程が確保できる真空度に保たれている。

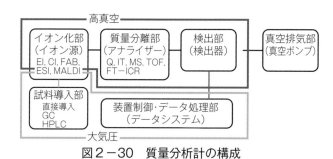

図2-30　質量分析計の構成

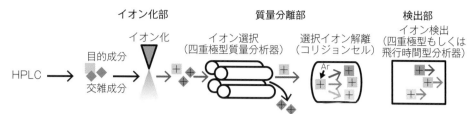

イオン化部　　　　　質量分離部　　　　検出部

イオン化　　イオン選択　　選択イオン解離　　イオン検出
　　　　　　（四重極型質量分析器）　（コリジョンセル）　（四重極型もしくは
　　　　　　　　　　　　　　　　　　　　　　　飛行時間型分析器）

目的成分
HPLC →
交雑成分

① HPLCで分離された成分をイオン化し，② イオン化された成分の質量電荷比（m/z）に応じて四重極型質量分析器で特定質量のイオンを選択する。③ 四重極型質量分析器を通過した特定イオンを衝突室（コリジョンセル）内でArガスと衝突させて解離・フラグメント化する。④ 解離させたイオンを四重極型質量分析器もしくは飛行時間型質量分析器で分離検出する。

図2－31　質量分析の例

　さらに，多くのイオンの中から目的とするイオンを分離し，そのフラグメントイオンピークを得るために，分析計を2つ以上組み合わせた装置（タンデム質量分析計；tandem MSまたはMS/MS等）もある。これらは分析の目的や対象の物質に合わせて選択できる（図2－31）。

（1）試料導入部

　試料の導入方法には，試料を直接イオン化部に導入する直接導入法，ガスクロマトグラフィーを用いて分離を行いながらイオン化部に導入する方法（GC/MS），液体クロマトグラフィーを用いて分離を行いながらイオン化部に導入する方法（LC/MS）がある。

（2）イオン化部

　質量分析に重要なイオン化法の代表的な5つの方法を次に示す。

　a．電子イオン化法（electron ionizationまたはelectron impact：EI）　　フィラメントから発生する熱電子を試料に照射して，フラグメントイオンを発生させる方法である。他のイオン化法と比べて，原理や装置が単純であるため，広い範囲に適用されている。

　b．化学イオン化法（chemical ionization：CI）　　メタンやアンモニア等を予めイオン化（CH_5^+，NH_4^+）しておき，それを試料に衝突させ，試料にプロトンを付加させてイオン化する方法である（試料の分子量をMとすると，得られる結果はM＋1となる）。

　c．高速原子衝撃法（fast atom bombardment：FAB）　　試料とマトリクス（グリセリン等）を混合し，そこにアルゴン（Ar）やキセノン（Xe）等の不活性な原子を高速で衝突させ，試料をイオン化する方法である。

　d．エレクトロスプレーイオン化法（electrospray ionization：ESI）　　試料を高電圧のかかったキャピラリーから噴霧し，帯電した状態で溶媒が揮発することにより，イオン化された試料が残る仕組みである。フラグメンテーションが起こりにくいため，数万～数十万の高分子化合物（ペプチドやたんぱく質など）も測定することが可能である。また，他のイオン化法では，イオン化部を高真空状態にする必要があるが，ESIは大気圧下でイオン化できることが特徴である。LC/MSと連動して利用されることが多い。

　e．マトリクス支援レーザー脱離イオン化法（matrix assisted laser desorption ionization：MALDI）　　試料とマトリクス（芳香族化合物等）を混合，結晶化し，これにレーザーを照射することで，試料をイオン化する方法である。本法もフラグメンテーショ

ンが起こりにくいので，ペプチドやたんぱく質等の生体高分子化合物の測定が可能である。また，試料が極微量しかなくても測定できるという点や試料の純度があまり高くなくても測定できるという利点がある。

（3）質量分離部

　質量分析でもうひとつ重要な質量分離部（analyzer）は，イオン化された試料を分離する部位であり，m/zの近いピークを区別する能力（質量分解能）と測定可能質量範囲の2つの要素が重要である。要求される特性によって，四重極型，イオントラップ型，磁場偏向型，飛行時間型，フーリエ変換イオンサイクロトロン共鳴型等の方法が使い分けられる。その概要を以下にまとめた（図2-32）。

　a．四重極型（quadrupole：Q）　真空容器中に4本の円筒形の金属棒（内側が双曲面に仕上げられた電極）が，中心軸から等距離・平行に配置されている。イオン化部で生成したイオンは，電圧をかけて加速され，細孔を通り四重極の領域に導入される。四重極には，互いに対向する電極に同じ極性の電圧が，隣接する電極に正負逆の電圧がかけられている。それぞれの電極に直流電圧と高周波交流電圧を重ね合わせてかけると，四重極の中には高速で位相が変化する電場が生じる。この電場を通過する時，イオンが振動するが，特定の条件では，あるm/zのイオンが安定な振動状態になり，四重極を通り抜けて検出器に到達できる。その他のm/zをもつイオンは不安定な振動となり，電極に衝突したり，系外に飛び出して検出されない。測定可能な質量範囲は，m/z 4000程度までである。分解能はあまり高くはないが，小型で比較的安価であり，LC/MSとしてHPLCに連結して利用されることが多い。

　b．イオントラップ型（ion trap：IT）　四重極の原理を応用した装置で，必要なm/z

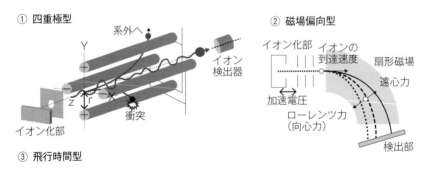

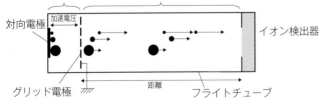

図2-32　主な質量分析計

範囲のイオンを導入し，これら全てを一旦電極内にトラップする。次に，高周波電圧を徐々に高くしていくと，不安定な振動となるイオンはエンドキャップ電極の穴より外に排出され，安定な振動のイオンのみが検出器に導かれる。

　ｃ．磁場偏向型（magnetic sector：MS）　　一定のエネルギー（電圧）で加速された同じ質量電荷数比（m/z）のイオンが，磁場を通過するときにその方向に多少の開きがあっても同一点に収束し（方向収束），軽いイオンほど軌道が曲げられる性質（分散）を利用している。軌道が曲げられる程度（回転半径）がm/zに依存するので，それぞれの質量をもったイオンが検出器に収束するように磁場強度を走査することによって，質量を測定している。

　ｄ．飛行時間型（time of flight：TOF）　　生じたイオンに一定の電圧をかけて加速する。このとき，イオンが受け取るエネルギーは，電荷量が等しければ一定であるため，イオンの速度は質量が小さいイオンは早く，質量が大きいイオンは遅くなる（一定飛行距離では，m/zが小さいイオンは早く，m/zが大きいイオンは遅く検出器に到達する）。この差を検出することで，質量を測定することができる。原理的には，測定可能な質量範囲に制限がなく，また高感度でもある。

　ｅ．フーリエ変換イオンサイクロトロン共鳴型（fourier‐transform ion cyclotron resonance：FT‐ICR）　　高真空中で超伝導磁石によって生成される強い磁場において，荷電粒子がローレンツ力によって磁場方向を中心軸として回転運動（サイクロトロン運動）を行うことを利用して分離する。様々なm/zの荷電粒子が存在するため，それぞれのm/zの回転速度に応じた周波数の信号が混合して検出されるので，この合成波形を高速フーリエ変換により解析することでマススペクトルが得られる。

【演習問題】
　次の文章の中から正しい文章を選びなさい。
1．質量分析計は，測定する分子を気体状のイオンにするため，分子量が数万を超えるたんぱく質等は分析できない。
2．質量分析計で測定する分子は，イオン化する際に，結合エネルギーの弱い箇所でフラグメンテーションが起こる。この情報（データ）も構造解析に利用できる。
3．質量分析では，GCやHPLCを用いて物質を分離しながら，イオン化部に導入する方法があり，それぞれGC/MS，LC/MSと呼ばれている。
4．飛行時間型質量分析計（TOF‐MS）では，生じたイオンに一定の電圧をかけて加速するが，質量の大きいイオンほど早く検出器に到達する。
5．質量分析計では，試料成分をイオン化し，高速で検出器に送り込むため，高度に真空化した装置が用いられる。

第2章　機器操作による成分の定性・定量分析の基本

11．質量分析法

12. 物性測定法

1）物性測定について

　食品のテクスチャーは，主として口腔内での食感として感じられるもので，食品を口に入れてから飲み込むまでの感覚，食感であり，舌触り，口当たり，歯応え等である。官能評価が主であったテクスチャーの評価は，機器による測定も可能となり，一部の食品では規格基準の中に物性値が設けられている。物性測定は製造工程や品質管理にも利用され，重要な検査項目となっている。

　食品の物性値は，ジュースやソース等の液体食品では主に粘度を測定し，パンやクッキー等の固形食品では主に破断特性を測定している。食品は複合系であり，不均質なため測定によるばらつきが大きく，安定した値が得にくいことが多い。

表2-12　代表的な食品のテクスチャー

物　性	概　要
かたさ hardness	食品の形態を臼歯で圧縮する（固形食品）か舌と口蓋で圧縮する（半固形状の食品）のに必要な力
凝集性 cohesiveness	歯の間で破断される前の食品が圧縮される度合い
粘性 viscosity	液状の食品を，スプーンから舌へ垂らすために必要な力
弾力性 springiness,elasticity	歯で挟まれた食品の変形が，元の形に戻る度合い
付着性 adhesiveness	通常の食事の過程で，口蓋にくっついた食品を取り除くために必要な力
もろさ fracturability	食品を破断する（形を崩す，割る，粉々にする）ときの力
咀しゃく性 chewiness	一定の力で，固形食品を飲み込める状態にまで砕くのに要する時間
ガム性 gumminess	半固形状の食品を飲み込める状態にまで砕くのに必要なエネルギー

出典）Szczesniak, A. S., Texture is a sensory property, *Food Quality and Performance*, 13 (4), 2002, pp.215-225を参考に作成.

2）粘　度

（1）粘性流体

　粘性は，食品が流動するときに内部摩擦が生じるが，摩擦による流動の抵抗を示す性質のことで，粘度（粘性率）は粘性の強弱の程度を示す。

　粘性流体についてまとめたものを表2-13に示す。応力とは物体が流れるために加えられる力のことを指し，ずり速度（変形速度）とは液体の移動速度を示す。

　液体は，一定の外力に対応して一定の速度で流動するが，応力とずり速度が比例関係にある流体をニュートン流体といい，応力とずり速度が比例関係にない流体を非ニュートン流体という。

表2-13　粘性流体のまとめ

応力の大きさによらず粘性率は一定の流体		水,アルコール,清涼飲料水,水あめ,食用油
応力の大きさにより粘性率が変化する流体		
ビンガム塑性流体 （降伏値あり）	流れ出したのち，ニュートン流体となる	チョコレート，生クリーム，トマトケチャップ
非ビンガム塑性流体 （降伏値あり）	流れ出したのち，非ニュートン流体となる	バタークリーム，マヨネーズ
ダイラタント流体	急な力に対して固体のようにふるまう	水を加えた片栗粉
チキソトロピー流体	固まっているが，かき混ぜると流れ，再び固まる	トマトケチャップ，マヨネーズ
擬塑性流体	早くかき混ぜると粘性が低下	でん粉のり，コンデンスミルク
レオペクシー流体	早くかき混ぜると粘性が増加	

出典）谷口亜樹子編著『食べ物と健康 食品学総論』光生館，2017，p137．

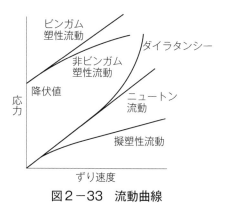

図2-33　流動曲線

注）　ニュートン流動以外の応力とずり速度が比例関係にない流動を非ニュートン流動という

（2）粘度測定

　粘度は温度によって変化しやすいため，温度を一定に保った状態で測定することが重要である。

　a．オストワルド粘度計　　毛細管中を一定量の液体が流下するのに要する時間が液体の動粘度係数に比例する原理により，水やグリセリン等を標準液として，各種食品の流下速度を測定し，粘度（粘度係数）を比較する（次頁の式参照）。

　U字型のガラス管を垂直にし，gから試料を注入し，aから吸い上げ，液面がbからdまで移動する時間を測定する（図2-34）。毛細管の太さが種々あり，粘度の大小によって管の太さを選択する。bd線間の流下時間が2分程度のものを使用するとよい。

$$n = ns\ \frac{d \cdot t}{ds \cdot ts}$$

n：試料の粘性係数 　ns：標準液の粘性係数
ds：標準液の密度 　　d：試料の密度
ts：標準液の流下秒数 　t：試料の流下秒数

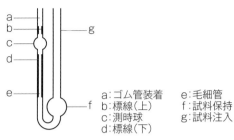

a：ゴム管装着 　e：毛細管
b：標線（上） 　f：試料保持
c：測時球 　　　g：試料注入
d：標線（下）

図2-34 オストワルド粘度計

b. 回転粘度計　一定速度で回転させたときの試料の抵抗を測定し粘度を求める方法である。円筒形の容器に試料を入れ，円筒形または円板を回転させて回転によって生じる液体の抵抗（応力）を計測する（図2-35）。表2-14に概要をまとめた。

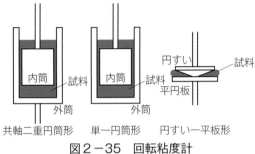

図2-35 回転粘度計

表2-14 回転粘土計の種類と概要

種　類	概　　要
共軸二重円筒形	・同一の中心軸をもつ外筒と内筒の隙間に試料（液体）を満たし，内筒または外筒を回転させ内筒にかかるトルクや角速度を測定する方法 ・外筒を一定の速度で回転させて内筒にかかるトルクを測定する外筒定速方式や外筒を固定して内筒を一定の速度で回転させてトルクを測定する内筒定速方式等がある
単一円筒形	・同一の中心軸をもつ内筒に対して大きな外筒の隙間に試料（液体）を満たし，外筒を固定し内筒を一定の角速度で回転させ，トルクを測定する
円すい－平板計	・同一の中心軸をもつ平円板の上にのせた試料に円すいを押し付けて，平円板または円すいを回転させ円すいにかかるトルクや角速度を測定する方法

3）破断強度

破断強度とは食品を一定速度で圧縮または伸長させたとき，変形や破断が生じる荷重または力のことをいう。例えば，あんに限度を超える力を加えたときには変形する。豆腐の場合は破断が起こる。加える力がある程度までならば力を抜くと元の形に戻るが，加える力がある限度（降伏点）を超えたとき，変形が生じ，力を除いても元の形に戻らない。この限度以上の力を加え続けると変形が蓄積し増大していく現象をクリープ現象といい，さらに力が加わり続けるとクリープが進み破断に至る。ひずみと応力の関係を図2-36に示す。

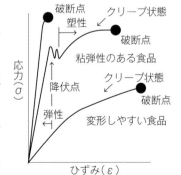

図2-36 ひずみと応力

4）テクスチャー解析

　食品の物性は，テクスチャー解析で測定することが多い。これは食品を2回圧縮して得られるパラメーターを解析したもので，2バイトテクスチャー試験とも呼ばれる。テクスチャーアナライザー等で測定される（図2−37）。測定されるパラメーターで代表的なのが，かたさ，付着性，凝集性であり，他に弾力性，もろさ，半固形食品のガム性，固形食品の咀しゃく性等の測定が可能である。

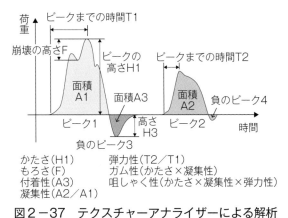

かたさ(H1)　　　　弾力性(T2／T1)
もろさ(F)　　　　ガム性(かたさ×凝集性)
付着性(A3)　　　咀しゃく性(かたさ×凝集性×弾力性)
凝集性(A2／A1)

図2−37　テクスチャーアナライザーによる解析

【演習問題】
　次の文章の中から正しい文章を選びなさい。
1．サラダ油は非ニュートン流体である。
2．水は非ニュートン流体である。
3．食品の品質管理では規格基準の中に物性値は設けられることはない。
4．食品の物性は官能評価のみで評価し，機器を用いることはない。
5．テクスチャーアナライザーは食品のテクスチャーを客観的に測定する機器である。

第3章 生化学領域の分析法と検査

1. 酵素を用いた分析法

1）酵素について

　酵素は、あらゆる生物で生産されているたんぱく質を主体とした生体触媒であり、生体内で化学反応を触媒する。一つの酵素は、ある一つのきまった化学反応を触媒し（反応特異性）、作用する物質（基質）に対して極めて高い選択性（基質特異性）をもつ。酵素反応は通常、緩和な条件で進行し、中性付近のpH、常温、常圧で十分な活性を示す。反応の過程で、酵素は基質を認識すると複合体を形成した後、反応物を生成する。酵素自身は、反応の前後で変化しない。ある種の酵素は、活性の発現に補酵素を必要とする。補酵素とは、たんぱく質と結合して、酵素作用に不可欠な働きをする低分子の有機化合物のことであり、例えば、脱水素酵素は補酵素としてNAD^+（ニコチンアミドアデニンジヌクレオチド）や$NADP^+$（ニコチンアミドアデニンジヌクレオチドリン酸）を必要とする。

2）酵素法の原理と特長

　酵素法は食品成分の定量法として広く用いられている。酵素は、定量したい成分（基質）に作用すると、生成物が増加し、補酵素は変換される。これらの変化量は、基質の量と化学量論的に等しくなるため、目的成分を定量することができる。酵素には基質特異性があることから、適切な酵素を選ぶことで目的成分を特異的に定量することができる。生成物の増加量や補酵素の変換量の測定には様々な方法が用いられるが、操作が簡便な紫外・可視吸光度測定により定量できるよう、2つの酵素〔目的成分（基質）〕に作用する酵素と、インジケーター酵素*を併用した方法が、多く用いられている（表3－1）。例えば、グルコースの定量では、グルコース（基質）にヘキソキナーゼ（HK）を作用させるとグルコース－6－リン酸（G－6－P）が生成する。このG－6－PにG－6－P脱水素酵素（G6P－DH、インジケーター酵素）を作用させると、脱水素酵素の補酵素である$NADP^+$が、NAPDHとなる。NADPHは、340 nmで吸光度から定量することができるので、生じたNADPHの量からグルコース量を算出することができる。

　* **インジケーター酵素**：酵素反応による物質の変化が、指示薬のような効果をもつ酵素のこと。反応後の基質や生成物、補酵素が極大吸収をもつようになることで、吸光度測定による検出が容易となる。

$$\text{グルコース} + \text{ATP} \xrightarrow{\text{HK}} \text{ADP} + \text{G－6－P}$$
$$\text{G－6－P} + \text{NADP}^+ \xrightarrow{\text{G6P－DH}} \text{6－ホスホグルコン酸} + \text{NADPH} + \text{H}$$

表3-1　酵素を用いた食品分析

成　分	酵　素 注1)	発色物質
D-グルコース	**ヘキソキナーゼ（HK）** グルコース-6-リン酸脱水素酵素（G6P-DH）	NADPH
コレステロール	**コレステロール酸化酵素** カタラーゼ	ルチジン色素 注2)
エタノール	アルコール脱水素酵素（ADH） アルデヒド脱水素酵素（Al-DH）	NADPH
乳　酸	**L-乳酸脱水素酵素** グルタミン酸ピルビン酸転移酵素（GPT）	NADPH
グルタミン酸	グルタミン酸脱水素酵素（GlDH） ダイアフォラーゼ	フォルマザン
酢　酸	**アセチルCoAシンターゼ（ACS）** クエン酸シンターゼ（CS） L-リンゴ酸脱水素酵素（L-MDH）	NADPH
アスコルビン酸	**アスコルビン酸酸化酵素（AAO）** ダイアフォラーゼ	フォルマザン

注1）酵素太字は成分（基質）を触媒する酵素，下線はインジケーター酵素を示す。
　2）ルチジン色素は，カタラーゼが作用後に生成したホルムアルデヒドがアンモニウムイオン存在下でアセチルアセトンと反応して生成する。

　インジケーター酵素としては，NAD$^+$やNADP$^+$を補酵素とする脱水素系が多く，酸化還元酵素であるジアホラーゼを用いることもある。

　また，酵素は食物繊維の定量でも用いられている。食物繊維は，ヒトの消化酵素で消化されない食品中の難消化成分と定義されている。このため，定量する際，試料にヒトの消化酵素と同様の働きを示す酵素（α-アミラーゼ，プロテアーゼ，アミログルコシダーゼ）を作用させた後，各方法に基づき定量操作を行う。この場合の酵素の役割は，ヒトにおける食物の消化過程の再現であり，試料より目的以外の成分を分解し，除去することである。このように酵素は基質特性をもち，温和な条件で活性を示すこと等から，直接・間接的な定量の他に，不要な成分の除去法としても用いられている。

【演習問題】
　　次の文章の中から正しい文章を選びなさい。
1．酵素とは，炭水化物を主体とした生体触媒である。
2．一つの酵素は，複数の基質に作用することができる基質多様性を示す。
3．酵素反応終了後，基質は減少し，生成物は増加し，酵素は補酵素へと変化する。
4．インジケーター酵素は，目的成分に直接作用する。
5．脱水素酵素は，NAD$^+$やNADP$^+$を補酵素とするものが多い。

2. 免疫学的反応を用いた分析法

1）免疫反応について

　欧米をはじめとする先進国で深刻な問題となっているアレルギー（allergy）は，日本においても例外ではなく，国民の約50％が何らかのアレルギーに罹患していると推定されている。アレルギーには，ダニやハウスダストが原因となるアトピー性皮膚炎や気管支喘息，花粉やカビが原因となるアレルギー性鼻炎等がある。ヒトの体には，体内に異物（抗原）が侵入したときに，それに対抗する物質（抗体）を生産して，抗原である異物を排出するシステムが備わっている。このシステムは，抗原抗体反応または免疫反応と呼ばれており，アレルギーはこのシステムが過剰に働くことによって起こる。

2）食物アレルギー

　アレルギーを起こす対象（原因）は，主にヒト以外の動植物由来たんぱく質であることが多い[1]。そのため，たんぱく質を構成成分として含有している食品も対象となることがあり，「食物アレルギー」はこの30年で急増している。近年では，以前にはみられなかった果物，野菜，いも類等，様々な食品が原因となる食物アレルギーが報告されている。

　食物アレルギーは，じん麻疹，湿疹，嘔吐，下痢等の症状を示すことが多く，最重症の症状として，アナフィラキシー反応*を呈することがあり，死に至ることもある。食物アレルギーを起こす原因物質（アレルゲン）は，個人個人で異なるため，自身のアレルゲンを特定することに加え，食品ごとにそのアレルゲンが含まれているのかを，食する前に知ることは極めて重要である。厚生労働省は2001（平成13）年4月1日より，アレルゲンを含む食品の表示を義務化する「特定原材料」と，表示を推奨する「特定原材料に準ずるもの」の規定を設けることで，食物アレルギーによる健康危害の防止を図っている。2019（令和元）年現在，特定原材料に，卵，乳または乳製品，小麦，そば，落花生（ピーナッツ），えび，かにの7品目，特定原材料に準ずるものに，アーモンド，大豆，鶏肉，さば，キウイフルーツ等を含む21品目を指定している。

　＊　**アナフィラキシー反応**：アレルゲン等の侵入により，複数臓器に全身性にアレルギー症状が惹起され，生命に危機を与え得る過敏反応のことをいう。Anaphylaxis対策特別委員会編集『アナフィラキシーガイドライン』一般社団法人日本アレルギー学会，2014，p.1.

　文明の発展により我々の生活は快適になったが，近年の過剰ともいえる清潔志向は，これまで共生することで人間の健康に寄与していた細菌類や寄生虫を排除することになった。その結果，私たちの免疫力は低下し，アレルギー疾患が急増しているという報告がある[2]すなわち，他のアレルギー疾患同様，食物アレルギーも増加の一途をたどることは明白といわざるを得ない。

科学技術の発展や新たなアレルゲンの発見にともない，検査技術自体の評価を定期的に行い，検査方法の見直しをすることで，食物アレルギーによる健康危害をなくすことが求められている。

3）食品中のアレルゲンの検査方法

　消費者庁は，食品中のアレルゲンの有無を判定する定量検査としてELISA法を，確定検査としてウェスタンブロット法及びPCR法を適正かつ一般的な検査方法として定めており*，公的機関や指定の検査機関，各食品事業者が実施している[3]。本項では，抗原抗体反応の原理を用いた方法であるELISA法とウェスタンブロット法について紹介する。

> ＊　消費者庁からの通知には，ELISA法，ウェスタンブロット法，PCR法以外の検査法を用いることは妨げないが，この場合には，これらの検査法と同等あるいは同等以上の性能をもっている必要がある旨の内容が明記されている。消費者庁「アレルギー物質を含む食品の検査方法について」消食表第286号，2010.

（1）ELISA法

　ELISA法（enzyme linked immunosorbent assay）は，抗原特異的な抗体を用い，試料中（この場合は食品）に含まれる抗原量を抗体への抗原の結合量から定量する方法である。ELISA法には，測定原理の違い等によりいくつかの方法が存在するが，特定原材料の定量検査で用いられているサンドイッチ法について概説する。

　サンドイッチ法[4]（図3－1）は，まず初めに，抗原（アレルゲン）特異的な抗体（1次抗体）をマイクロプレートのプレートウェルに固相化する。そこに，アレルゲンを含む試料を添加し，試料溶液に含まれるアレルゲンを抗体に結合させる。プレートウェルを洗浄後，酵素等で標識した第2の抗体（2次抗体）を添加すると，結果的に固相化した1次抗体－アレルゲン－2次抗体のサンドイッチ構造が形成される。再度洗浄後，酵素に特異的な発色基質を添加すると，酵素反応により発色する。つまり，試料溶液中にアレルゲンが多く含まれれば濃く，少なければ薄く発色する。この発色度合いを測定し，濃度既知の標準物質を用いて作成した検量線を用いてアレルゲン量を定量する。

（2）ウェスタンブロット法

　ウェスタンブロット法（図3－2）は，ゲル電気泳動の優れた分離能と抗原抗体反応の高い特異性を組み合わせることにより，複数のたんぱく質が混在している中から，抗原特異的なたんぱく質を検出する方法である。

　ウェスタンブロット法は，まずドデシル硫酸ナトリウム－ポリアクリルアミド電気泳動（SDS－PAGE）や2次元電気泳動法で分子量や等電点に従って分離したたんぱく質をメンブレンに転写し，固定化する。ブロッキングを行ったメンブレンに，1次抗体を反応させ，洗浄後，酵素等で標識した2次抗体を添加する。再度洗浄後，酵素反応による発色または化学発光により検出する。

　ウェスタンブロット法は，抗体による特異性に加え，検出されるバンドの位置から分子量の情報も得られるため，ELISA法よりも偽陽性が表れにくい。

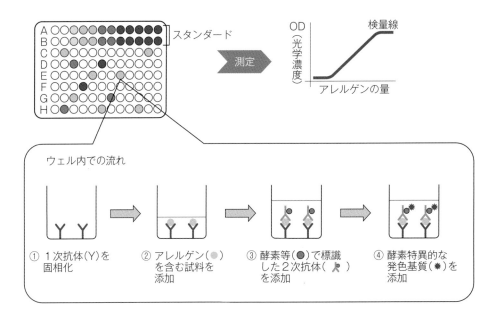

図3−1　ELISA法（サンドイッチ法）の模式図

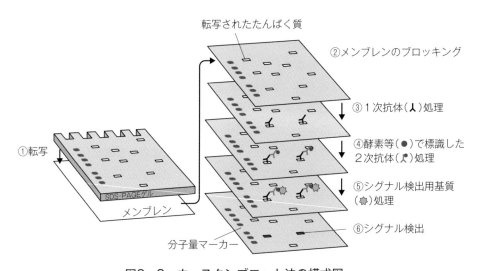

図3−2　ウェスタンブロット法の模式図

■引用文献■
1）厚生労働省『平成22年度リウマチ・アレルギー相談員養成研修会テキスト』厚生労働省，2010，pp.93
　　−100.
2）藤田紘一郎「アレルギー病はなぜ増えたか−きれい好きの功罪検証−」日本農村医学会雑誌，**63**巻6
　　号，2015，pp.910−913.
3）消費者庁「『アレルギー物質を含む食品の検査方法について』の一部改正について」消食表第36号，
　　2014.
4）植田充美『食のバイオ計測の最前線−機能解析と安全・安心の計測を目指して−』シーエムシー出
　　版，2011，pp.75−81.

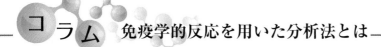

コラム　免疫学的反応を用いた分析法とは

　　ある物質を測定，分析するときに，その物質に関する抗原抗体反応を利用する方法が「免疫学的反応を用いた分析法」である。免疫学的測定法（イムノアッセイ：Immunoassay）という。体内で免疫応答を引き起こす物質である抗原，または体内で異常を認識し排除する役割を担う抗体に標識（酵素の結合等）をつけ，抗原抗体反応の特性を利用し，高精度に定量する方法である。食品分析においては，食品成分を抗原として測定する場合がほとんどである。

【演習問題】
　　次の文書の中から正しい文章を選びなさい。
1．食物アレルギーによる死亡事例は，これまでに報告されていない。
2．2019（令和元）年現在，特定原材料は21品目，特定原材料に準ずるものは7品目が指定されている。
3．ELISA法は，食品中のアレルゲンを定量することができる。
4．ウェスタンブロット法は，抗体特異的なたんぱく質を検出する方法である。
5．食物アレルギーは，免疫反応の働きが薄弱になることよって起こる。

3. 培養細胞を用いた試験

1) 培養細胞を用いた試験のメリット

　食品の安全性や生理機能を評価する方法として，マウスやラットを用いる動物実験が広く行われてきた。なぜなら，生命原理が同じである動物から得られる知見は，基本的に人間にも適応し得るからである[1]。一方で，動物実験は，多大な経費や労力を要すること，結果が得られるまでに時間を要すること，個体差により結果が変動すること等の欠点がある[2]。さらに近年では，動物愛護の観点から，動物実験代替法を可能な限り適応することが求められている。そこで，有力かつ有効な代替法となるのが，培養細胞を用いた試験法である。培養細胞を用いる方法では，動物実験に比べて経費や労力が節約でき，実験期間を短縮することができることに加え，再現性や定量性に優れているという利点がある[2]。すなわち，食品に含まれる成分の機能性や安全性について，分子レベルでその作用機序を解析するためには，培養細胞を用いた*in vitro*系（体内と同様の環境を試験管や培養器等の中で人工的に作り，行う実験のこと）での実験が不可欠となる[3]。

2) 培養細胞の種類[4]

　培養細胞には，動物の臓器や組織から分離・培養した初代培養細胞，初代培養細胞から得られる不死化細胞，腫瘍組織から得られるがん細胞がある（図3-3）。

　初代培養細胞は，由来組織に特有の細胞機能を保持しているが，細胞分裂回数が限られていることが多く，同一の細胞群を継代（細胞を新しい培地に移し，次代として培養すること）して利用することが困難である。一方で，がん細胞は，無限増殖能により特定の細胞のみをクローン化して継代することができるが，正常細胞が本来もっている細胞機能を失っていることが多い。不死化細胞は，初代培養細胞の培養中に，突然変異により無限増殖能を獲得した細胞のことで，細胞機能と無限増殖能を兼ね備えた細胞といえる。

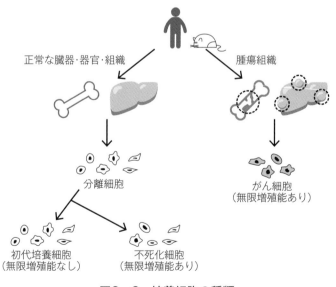

図3-3　培養細胞の種類

培養細胞を用いた研究を行う際は，それぞれの細胞の特性を理解し，適切な培養細胞を用いることが重要である。

3）食品の機能性評価

細胞の機能（増殖，形態，分化，生理活性物質の生産等）に食品成分が与える影響を調べることで，食品成分の機能性を評価することが可能となる[2]。そのためには，まず期待される機能を絞り，その期待される機能を評価するために最適な培養細胞を選択し，適切な指標をもって評価する必要がある（表3−2）。具体的な例として，ある食品に抗肥満作用があるのかをマウスの前駆脂肪細胞である3T3−L1を用いて検証する方法を紹介する。

前駆脂肪細胞である3T3−L1は，デキサメタゾン（dexamethasone），イソブチルメチルキサンチン（isobutylmethylxanthine），及びインスリン（insulin）により分化誘導を受け，脂肪細胞へと分化する。そこで，これらを含む培地で3T3−L1の分化誘導処理を行う。そこに，抗肥満作用が期待できる食品の水抽出物，塩溶液抽出物，または有機溶媒抽出物を添加し，数日間培養を行う。この細胞に，脂肪滴を赤く染色するオイルレッドOを処理し，顕微鏡を用いた形態観察後，2−プロパノールによってオイルレッドOを抽出し，抽出液の吸光度を測定することで脂肪蓄積量を測定する[5]。

表3−2　培養細胞を用いた食品の機能性評価の例

食品の機能	使用細胞例	指標の例
脂肪細胞分化誘導	マウス前駆脂肪細胞（3T3−L1）	形態，脂肪蓄積量
骨芽細胞分化誘導	ヒト骨肉腫細胞（MG−63）	カルシウム沈着量
細胞増殖	リンパ球系細胞	細胞生存率
がん細胞壊死	ヒト乳がん細胞（MCF−7）	アポトーシス（カスパーゼ活性，DNA断片化）
細胞遊走能（創傷治癒）	マウス胎児繊維芽細胞（MEF）	スクラッチ領域の細胞数
インターフェロン産生増強（抗ウイルス）	ヒト繊維芽細胞	インターフェロン−β産生量
メラニン産生調節	マウスメラノーマ細胞（B16）	メラニン生成量
抗アレルギー	マスト細胞（MC/9，PT−18）	ヒスタミン放出量
腸管吸収性	結腸がん由来細胞（Caco-2）	物質透過性等

4）食品の安全性評価

食品（特定保健用食品及び食品添加物）のヒトに対する安全性を評価する場合，主に動物実験が実施されているのが現状である。しかし，遺伝子突然変異に対する影響を評価する「変異原性試験」に限って，培養細胞の導入が認められている。変異原性試験は，Ames試験，染色体異常試験，小核試験，TGR試験に大別されるが，これらの中で培養細胞を用いるのは染色体異常試験である。染色体異常試験では，チャイニーズハムスター肺由来繊維芽細胞（CHL/IU細胞）に安全性を確認したい食品を処理し，培養を行う。培養後，

染色体標本を作製・観察し，染色体異常をもつ細胞の発生率をもって評価する[6]。染色体異常試験に用いる培養細胞はCHL/IU細胞の他に，ヒト末梢血リンパ球の初代培養細胞やヒトリンパ芽球様細胞（TK6）等も使用可能である。

　　■引用文献■
1）日本生理学会「動物実験について」2009.
2）篠原和毅「動物培養細胞を用いた食品機能検定」日本食品科学工学会誌，**47**（6），2000，pp.399-406.
3）清水　誠・初谷泰夫・岡田智行「動物培養細胞を用いた食品機能と食品安全性の検定」日本食品科学工学会誌，**48**（9），2001，pp.643-644.
4）日本動物細胞工学会『動物細胞工学ハンドブック（普及版）』朝倉書店，2009，pp.114-136.
5）豊田敦至，他「動物細胞3T3-L1を用いた抗肥満性食品素材の探索」長野県工業技術総合センター研究報告，7，2012，pp.20-23.
6）OECD「化学物質の試験に関するOECDガイドライン　TG487」2014，pp.1-31.

【演習問題】
　次の文章の中から正しい文章を選びなさい。
1．培養細胞を用いた試験は，動物実験に比べて再現性に優れている。
2．腫瘍細胞は，細胞分裂能に異常があるので，食品の機能性を評価するには不適切である。
3．初代培養細胞には，無限増殖能が備わっている。
4．食品のヒトに対する安全性の評価には，主に培養細胞を用いた試験が行われている。
5．食品がヒトの遺伝子突然変異に影響するか否かについて，培養細胞を用いて評価することは認められていない。

4.　食品の官能評価

1）官能評価とは

　食品の官能評価とは，食品の特性（外観，香り，味，物性等）を人間の五感（視覚，嗅覚，味覚，触覚，聴覚）を用いて評価する方法である。食品の特性は，各種の機器を用いることで化学的，物理的に数値化することができるが，それらの数値の差が，実際に食する人間にとってどの程度識別することができるのか，さらに，どの程度好ましいのか否かについては，人間の感覚器を介することでしか評価することはできない。そのため，食品の特性を評価するうえで，官能評価は非常に重要である。しかし，官能評価は，人間の感覚器が測定器であるため，心理的，生理的な影響を受けやすい。したがって，官能評価を行う際は，パネリスト（評価者）の選定，官能評価手法の選択，適切な評価環境の整備に留意する必要がある。さらに，得られた結果は，統計的処理を行ったうえで判断することが求められる。

2）パネリストと評価環境
（1）パネリスト（評価者）の選定

　官能評価を行う評価者のことをパネリストと呼び，パネリストの集団をパネルと呼ぶ。パネリストの選定には，五味（甘味，塩味，酸味，苦味，うま味）を識別でき，感度がよいことの他にも，健康であること，意欲があること，偏見がないこと，参加しやすいこと等に配慮する必要がある。また，評価方法によって，パネルの人数を適切に設定することが求められる。

（2）評価環境の整備

　官能評価を行う部屋は，一般的に室温20℃〜23℃，湿度50％〜60％，部屋全体の明るさを一定にし，防音，換気をし，極力無臭に近づける等の工夫が必要である[1]。また，試料の調製方法や配膳方法，提示順等もパネルに生理的，心理的影響を与えるので，細心の注意を払う必要がある。さらに，評価を行う時間は，一般的にパネリストが満腹でも空腹でもない午前10時頃あるいは，午後2時頃がよいとされている。パネリストには，官能評価を行う30分前から，喫食，喫煙を控えるように注意を促す[1]。

3）種類と手法

　官能評価は，人間の感覚器を測定器として食品の特性の差を識別する分析型官能評価と，その食品の特性が好みか否かを主観的に判断する嗜好型官能評価の2種類に大別される。
　具体的な評価手法には，識別法，順位法，一対比較法，評点法（採点法），SD法等がある（表3－3）。官能評価手法の選択にあたっては，その目的に合わせて適切なものを選

ぶ必要がある。また，いずれの評価手法においても，得られたデータを，適切な統計的処理を行うことで，信憑性の高い正当な結果にすることが重要である。

表3－3　主な官能評価の手法

目　的	手　法		具体例
識別化	識別法	【2点識別法】 　異なる2種類の試料を与えて，どちらがある特性をもった試料か（2点識別試験法），あるいはどちらを好むかを選択させる方法（2点嗜好試験法）。	塩分濃度が0.6％と0.7％のすまし汁を比較し，どちらの塩味が強いか選択させる（2点識別試験法）。あるいは，どちらが好ましいか選択させる（2点嗜好試験法）。
		【3点識別法】 　異なる2種類の試料の一方を2個，もう一方を1個用意し，3個の中から異なる1個を選ばせる（3点識別試験法），あるいはどちらを好むかを選択させる方法（3点嗜好試験法）。	2種類のオレンジジュースAとBのうち，Aを2個のカップに，Bを1個のカップに入れて提供し，どの2個が同じものかを選択させる（3点識別試験法）。あるいは，同じだと判断した2個と，違うと判断した1個のどちらを好むかを選択させる（3点嗜好試験法）。
		【1：2点識別法】 　標準試料1点をあらかじめ与えてその特徴を記憶させ，その後2種類の試料を与え，どちらが標準試料かを選択させる方法。	オレンジジュースAを標準試料として与えて，その特徴を記憶させる。その後，オレンジジュースAとBを与えてどちらがAであるかを選択させる。
尺度化 定量化	順位法	複数の試料を対象に，ある特性について，その刺激の強さ，好ましさ等について判定し，順位をつけさせる方法。	濃度の異なる5種類の食塩溶液を与え，塩味が強いと感じた順に並べさせる。その順位が，パネル全体の見解と一致しているか見ることで，パネリストとしての適性を判断することが可能である。
	一対比較法	複数の試料を2個ずつ組み合わせて提示し，ある特性の大小を判断させる方法。2種類間で順位をつけるので比較的容易であるが，評価する試料数が多くなるので手間がかかる。	4種類のオレンジジュースA, B, C, Dの酸味の強弱を2個ずつの組み合わせ（A:B, A:C, A:D, B:C, B:D, C:Dの計6組）で比較させ，酸味の強さについてA～Dの順位をつける。
	評点法 （採点法）	パネリスト自身の基準に従って，試料の特性を評点で評価させる方法。	3種類のクッキーについて，焼き色，香り，味，サクサク感等の性状に加え，総合的な良さについて，－2（非常に悪い）－1（悪い）0（普通）＋1（良い）＋2（非常に良い）の5段階で評価をさせる。
特性描写	SD法 (semantic differential method)	試料の特性について，相反する対象語を尺度としてその程度を評価し，各点を結んでプロファイルを描き，試料の特性をみる方法。	2種類のオレンジジュースの甘味，酸味，色，香りをそれぞれの尺度（例：甘味の場合，非常に甘い，やや甘い，普通，あまり甘くない，甘くないの5段階）で評価する。各項目の平均値は，各試料の平均プロファイルとなるが，主成分分析や因子分析等の統計解析を行うことで，各試料のイメージを探ることが可能になる。

出典）水品善之・菊﨑泰枝・小西洋太郎編著『食品学Ⅰ』羊土社，2015，p.116，表9を参考に作成．

4）最新技術を用いた食品の特性評価

　近年，人間の五感を再現する機器が開発されている。これらのセンサーは，人間の主観的で曖昧な感覚を定量化することを目的として開発されているため，食品の官能評価においても，その欠点を補うことが可能であり，食品業界や食品分野の学術研究において導入されている。

（1）味覚センサー

　食品には数百種類の化学物質が含まれており，これらの化学物質は互いに相互作用をしている。それゆえに，食品の味の正体を，単一の化学物質に絞ることは難しい。1980年代に，人工脂質膜を用いることで，人間が感知するのと同じ原理で複雑な味を数値化する「味覚センサー」が登場した。さらに精度を増した味覚センサーは，現在では飲料やヨーグルト，こめ，パン，野菜類，果実類等，幅広い食品の味を数値化することに使用されている。近年の科学技術の発展にともない，人間の感覚機能を凌駕するセンサーやポータブルタイプの開発，実用化も進んでいる[2]。

（2）においセンサー

　人間の嗅覚を刺激するものは，気体（ガス）である。味と同様に，においの正体も単一のガス分子種とは限らない。

　人工電子鼻（electronic nose：e-NOSE）と呼ばれているにおいセンサーは，受容部で気体中の分子を検出し，コンピューターでガスの種類を識別，必要に応じてにおいを識別する。食品分野において，このにおいセンサーは畜肉や魚類，食用オイルの品質管理に利用されている[2]。しかし，現在実用化されているセンサーでは，数十種類のガスが検知できるに留まっているため，さらなる開発が期待されている[2]。

　■引用文献■
1）日本フードスペシャリスト協会編『三訂 食品の官能評価・識別演習』建帛社，2014，pp.10-11.
2）都甲 潔・内田享弘『食品・医薬品の味覚修飾技術』シーエムシー出版，2007，pp.230-259.

【演習問題】
　次の文章の中から正しい文章を選びなさい。
1．官能評価を行う評価者のことをパネル，その集団をパネリストと呼ぶ。
2．官能評価を行う部屋は，15℃前後がよい。
3．官能評価は，評価者が空腹の時間帯に行う。
4．官能評価は，分析型と嗜好型の2種類に大別される。
5．評点法とは，異なる2種類の試料を与えて，好ましい方を選択させる方法である。

第4章 食品の危害要因物質の分析法

1. 危害要因についての総論

1）食品の危害要因について

　食品の危害要因とは，人の命や健康に害を及ぼす因子のことである。具体的には，野菜や食肉等の農作物や畜水産物に残留する農薬や動物用医薬品，穀類等に発生するカビが産生するカビ毒等の化学的危害要因，原発事故等で環境中に放出され食品に混入する放射性物質等の物理的危害要因，有害微生物等による生物学的危害要因の3つに分類される。

　危害要因物質の多くは，食品を汚染する物質として厚生労働省より規格や基準が定められ，標準的な検査法（公定法）が告示等で示されている。それに沿って，市場に流通する食品については衛生研究所，食品衛生検査所，保健所等が，輸入される食品にあっては検疫所が日々検査を行っている。これらの検査で基準値等を超過する食品が見つかった場合には，その地域の食品衛生を管轄する自治体から流通停止や製品回収命令が出されるとともに，生産者や製造所には，保健所等に常駐する食品衛生監視員によって立ち入り調査が行われ，改善指導や営業停止等の措置が実施される。

　以上のように多くの機関の連携により我が国の食の安全が守られているが，その中核をなすのが検査・分析機関である。本章では，これら機関で実施されている食品分析の方法について解説する。

2）基準値と公定法

（1）基 準 値

　基準値とは，食品に混入あるいは残留することを認める規制対象物質の上限濃度で，食品分析を実施する根拠となる数値である。通常は，動物への投与実験で得られる毒性データから各物質の一日許容摂取量（ADI：acceptable daily intake）を算定し，それを基に，食品中の残留実態や摂食頻度等を勘案して食品ごとに国が決定する（図4 - 1）。これら基準値には，ポジティブリスト制度とネガティブリスト制度の2種類の運用方法がある。前者は，基準が設定された（リストに示された）食品以外の残留等を認めないとする制度で，全食品が規制対象となり，農薬や食品添加物に適用される。ただし，健康に影響がない極低濃度でも規制対象となり市場が混乱することを防ぐため，農薬と動物用医薬品については，残留を認めないとする上限濃度として0.01 ppmという一律基準が設定されている。後者のネガティブリスト制度は，基準が設定された食品のみが規制対象となり，重金属等の環境汚染物質に適用される。

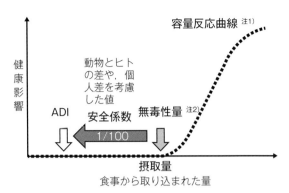

図4-1　一日許容摂取量（ADI）の算出法

注1）摂取量と健康被害との関係を表わす曲線
　2）複数の動物実験より，健康に全く影響が出なかった量

（2）公定法

　規制物質の分析には，添加回収率や再現性が一定の基準を満たせばどのような方法でも用いることができる。ただし，分析結果が基準値を超過する場合には，国が示した方法，いわゆる公定法による分析結果が優先される。なぜなら，そのような食品は出荷禁止や製品回収等，行政処分の対象となるが，その判断が分析方法の違いにより左右されてはならないからである。

3）分析対象物質

　食品分析で分析対象となる頻度が高い物質は，農薬，抗菌性物質，食品添加物である。これらは製造業者や生産者により意図的に使用され，基準を超過する可能性が高いためである。一方で，重金属やカビ毒は分析頻度としては低いものの，食中毒等の重大な健康被害に発展する可能性があり，監視対象から外すことができない。主な分析対象物質について以下に概説する。アレルゲンについては「免疫学的反応を用いた分析法」（p.130～）を参照されたい。

（1）農薬類

　農薬とは農業に使用される薬剤のことで，害虫駆除のための殺虫剤，植物の病気の予防や治療のための殺菌剤，雑草の生育を抑制する除草剤等があり，不適切な使用による食品中への残留が常に問題となっている。現在市場に流通する農産物の中で，農薬を使わないで生産されるものはごくわずかであること等から農薬は，農産物を市場に安定的に供給するための必要悪であるといえる。加えて，食糧の多くを輸入に頼る我が国にとって生産国での使用を制限することは難しく，また，農産物の保存や輸送時の腐敗や変質を防ぐポストハーベスト農薬（収穫後に使用する農薬）も食糧の安定供給に重要な役割を担っていることから，農薬を市場から完全に排除することはほぼ不可能である。

　2006（平成18）年，食品の安全性に対する消費者の関心の高まりや，輸出される農産物

の増加及び多様化といったグローバル化への対応として，農薬の規制が強化され，現在に至っている。具体的には，規制対象となる成分数が，約3倍と激増しただけでなく，基準値の運用方法がそれまでのネガティブリスト制からポジティブリスト制に変更された。これを受けて，より多くの成分を対象とした一斉分析法の開発や新たな分析手法の導入，妥当性評価の適用等が進み，現在の農薬分析法はひと昔前のそれとは別物になっている。

（2）動物用医薬品

主な動物用医薬品は，家畜や養殖魚が罹る感染症を治療あるいは予防するための合成抗菌剤や抗生物質等の抗菌性物質で，疾病による家畜等のロスが減ることにより，食肉や卵，乳製品，魚介類等の畜水産物を市場に安定的に供給することが可能となる。

これら薬剤は，農薬とは異なりヒトに対する毒性はほとんどないが，耐性菌の出現という別の問題を孕んでいる。すでに医療現場では，メチシリン耐性黄色ブドウ球菌（MRSA）やバンコマイシン耐性腸球菌（VRE）等の薬剤耐性菌が大きな問題となっているが，近い将来，感染症が死亡原因のトップになるという予測がある等，耐性菌は現在の人類にとって大きな脅威である。その出現を少しでも遅らせ，感染症から人類を守るためには，食品からの無為な抗菌性物質の摂取をできる限り抑える必要がある。以上の理由から，畜水産食品中の動物用医薬品には基準値が設定されており，農薬と同様にポジティブリスト制度で運用されている。

これら抗菌性物質の中で合成抗菌剤をはじめとする比較的安定な成分については，農薬と同じように一斉分析が可能である。しかしテトラサイクリン系やセフェム系等，主要な抗生物質の多くは，水溶性が高く有機溶媒での抽出が難しい，また不安定である等の理由から一斉分析が難しく，個別分析での対応が主流となっている。また，これらの化学的分析法は，と畜場等の現場で行われる微生物学的な検査において，抗菌性物質陽性となった試料の確認検査法としても有用であり，水際での有害食品の拡散防止に役立っている。

（3）食品添加物

食品添加物とは，食品を製造する際に使用される化学物質で，用途別に着色料，保存料，甘味料，発色料，酸化防止剤等の多くの種類がある。これらの多くは化学的合成品であり，ヒトに危害を及ぼす可能性もあるが，現代人の豊かな食生活や多様な食文化を維持するため欠くことができない。そこで国は，適切に使用する必要のある物質に対して使用対象食品を限定し，基準値を設定する等の規制をかけている。これらは食品の原材料として表示義務があり，消費者は，食品のパッケージ等で使用された物質を確認することができる。

食品添加物は，農薬等と異なり，食品中に残ることを前提に使用されるものがほとんどである。そのため，添加量のミスや製造ラインの汚染，製造機械の不調等，違反が生じる要因が多くあるだけでなく，それらを使用した新しい製品が次々と市場に出回るため，常時監視が必要である。また，輸入食品に関しても，輸出元で使用が許可されている物質や対象食品，規制濃度が我が国と異なる等の問題があり，基準違反で摘発されるケースが比

較的多い。

（4）カ ビ 毒

　カビ毒とは，食品に生えるカビが産生する物質でヒトに危害を与えるものをいい，300種類以上が知られている。それらの中で穀類やナッツ類から検出されるアフラトキシンB1は，発がん性を有する強力なカビ毒であり，本来検出されてはならないものである。そのため，その同族体であるB2，G1，G2を含めた総アフラトキシンとして10μg/kg（検出限界）という基準値が設定されている。アフラトキシン産生菌は，熱帯から亜熱帯にかけてのみ生息するため，汚染は穀類等の輸入品に限られるが，それを飼料にして飼育された家畜の肉や乳等に蓄積するという2次汚染の可能性を考慮し，規制対象は食品全体となっている。その他に基準が設定されているカビ毒として，小麦中のデオキシニバレノールとリンゴジュース中のパツリン等がある。

（5）自然毒，食中毒原因物質

　動植物の中には体内に毒成分をもつものが数多く知られ，これらを摂食して発症する，食中毒の原因となる成分を自然毒と呼ぶ。植物性自然毒による食中毒で最も多いのは，じゃがいもに含まれるソラニン及びチャコニンによる中毒であり，動物性自然毒で多いのは，保存状態の悪いさば等の青魚を摂食して発生するヒスタミン中毒である。その他にふぐ毒や貝毒による中毒があるが，これらはいずれも毒化したプランクトンを補食することによりそれぞれの体内に蓄積された毒成分が原因であることが分かっている。これらの自然毒に対して，貝毒についてのみ規制値が示されている。これらの分析試料の多くは，飲食した際の残品や吐物等であり，中毒症状が伴う試料は比較的高濃度で検出される。ただし，患者を治療し，被害の拡大を防ぐには原因物質の特定が必要なため，迅速な分析が求められる。

【演習問題】
　次の文章の中から正しい文章を選びなさい。
1．一日許容摂取量とは，危害要因物質をヒトが一生涯に亘って摂取し続けても健康への悪影響がでないとされる一日当たりの量である。
2．ポジティブリスト制度とは，残留基準が設定された危害要因物質についてのみ，その基準を超えた食品の流通等を規制する制度である。
3．食品添加物は，最終製品に残留しないように使用されるため，検出されることはほぼない。
4．残留農薬の基準値は，一日許容（耐用）摂取量を基に算出されている。

2.　抽出・精製：前処理法

1）抽出・精製操作について

　食品の危害要因物質を分析する主な目的は，それを一定濃度以上含有する有害食品を見つけ出し，速やかに市場から排除することにより食品の安全性を確保することにある。そのためには，食品に含まれる危害要因物質を，少なくとも基準値まで，可能であれば定量下限値まで定量することが求められる。分析試料となる食品のほとんどは固体であり，そのままでは定量することができないため，食品から目的成分を取り出す抽出操作が必要となる。しかし，その操作で得られる抽出液には，マトリクス（matrix：夾雑物質）と呼ばれる試料由来の食品成分が混入し，分析の障害となることがある。そのような場合には，抽出液からマトリクスを除去するための精製操作が必要となる。

　抽出及び精製は，前処理ともいわれ，機器分析等へ供する前に分析者が行う操作であり，この手順が分析方法の記載内容の大半を占める。しかし，ほとんどの分析方法には必要最小限の手順しか記載されておらず，使用する器具や機器の選択を含め，操作の細部については分析者の判断に委ねられている。したがって，記載された前処理の内容をよく理解し的確に操作を行わないと，信頼できる分析結果は得られない。以下では，食品分析に汎用される前処理技術をいくつかあげ，解説を加える。

2）試料採取

　分析方法の記載に従うことが原則であるが，それがない場合は，一般的な方法に従う。市販の野菜は，そのまま摂食されることがあるため洗浄しないこと等はどこにも記載がないため，一般的な知識として覚えておく必要がある。

3）抽　　出

　前処理の最初に行う操作であるが，必ずしも必要ではなく，精製と同時に行われる等，両者の区別ははっきりしない。一般的に，目的成分の溶解性が高い溶媒が用いられ，これらを試料に加えた後，振とうやホモジナイズ，遠心分離等を行うことにより時間短縮や効率の向上が図られる場合が多い。最初にたんぱく質を除いておくとその後の精製処理の操作性がよいことから，除たんぱく効果の高い酸や有機溶媒がよく用いられる。

4）精　　製
（1）液－液分配法

　図4－2に示すように，水と有機溶媒等，互いに混じり合わず二層に分かれる溶媒が入った容器に，抽出液等の混合物を加え，振とうすると容器内は渾然一体となるが，しば

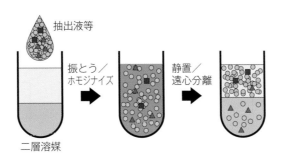

図4－2　液－液分配法の原理

らくすると元の二層に分離する。

　それぞれの溶媒層には，最初に加えた混合物中の成分が溶けているが，各成分の濃度は同一ではなく，その成分に対する溶解度が高い溶媒の方が高くなる。このように二層に分離する液層間で加えた溶質の濃度が異なる現象を液－液分配といい，これを利用して目的成分をマトリクス等と分離し精製する方法が液－液分配法である。代表的な二層溶媒には，アセトニトリルとn－ヘキサンの組み合わせがあり，農薬や抗菌性物質の抽出液から脂質等の低極性物質を除く処理等に汎用される。実際には，遠沈管等に採取した試料にこれら溶媒を加え，ホモジナイズした後に遠心分離し，目的成分が含まれているアセトニトリル層を分取するという操作で，抽出と精製が同時に行われる。また，一度の操作で目的成分が十分に抽出できない場合には，遠沈管に残った抽出残渣とn－ヘキサン層に再度アセトニトリルを加えて操作を繰り返す等の処理が行われる。

（2）固相抽出法

　古くより食品分析には，シリカゲルカラムクロマトグラフィー等，クロマトグラフィーの原理を応用した精製技術が繁用されてきた。しかし，選択できる固定相の種類が少なく，処理対象範囲が狭いことに加え，カラムの調製や活性化（コンディショニング）に長い時間と，熟練や経験が必要であることや，使用する溶媒量が多く濃縮操作が必要なこと等の問題点が多々あった。このような問題を一気に解消し，食品分析に大きな変革をもたらした精製技術が，SPE（solid phase extraction）とも呼ばれる固相抽出法である。

　この方法の最も大きな特徴は，固相カラムあるいはカートリッジと呼ばれ，樹脂製のカラム容器に一定量充填されて市販されている，使い捨ての固定相を使用することにある。これにより，煩雑だったカラム調製から解放されるだけでなく，使用する器具を大幅に減らすことが可能になった。これらカラムへの通液はシリンジのみでも可能だが，多くの試料を一斉に処理できる専用器具や自動処理装置も開発されており，処理の省力化に大きく貢献している。

　固相抽出の操作例を図4－3に示した。基本的には，保持と溶出の2ステップで処理を行うが，抽出液中の目的成分はカラムを通過させ，マトリクス成分のみをカラムに保持させて除くというフィルター的な使用も可能である。

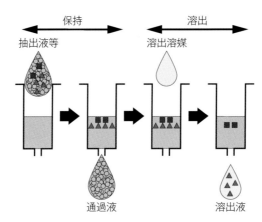

保持　　　　　　　　　　　　　溶出

抽出液等　　　　　　　　　溶出溶媒

通過液　　　　　　　　　　溶出液

図4－3　固相抽出法の基本操作

　固相抽出法の大きな利点は，選択できる固相の種類の多さにある。現在，多くのメーカーから保持性能や充填量，形状等が異なる多種多様な製品が発売されており，幅広い分析ニーズに対応できる状況にある。これら固相カラムの中身である充填剤には，主に化学修飾型シリカゲルが使われている。これは多孔性シリカゲルを基材とし，表面のシラノール基を様々な官能基で修飾することにより，目的とする保持機能を付与した微細な粒子状物質である。固相カラムの保持機能は，この充填剤表面の修飾基により決まるため，ODS基（オクタデシルシリル基：octadecylsilyl基）のように修飾基名が製品名となることが多いが，保持機能を名称にした製品もある。また，ポリマーを基材とするものや，基材そのものが保持に関わるものもある。表4－1に代表的な固相について示した。

表4－1　代表的な固相

種　　類	特　徴　・　用　途
逆相分配型	・充填剤表面を疎水基で修飾した代表的な固相。 ・ODS（C18やRP－18も同じ）やC8，フェニルの他に，ポリマータイプのポリスチレンやジビニルベンゼン等，非常に多くの種類がある。 ・適用範囲が広く，使用量も最も多い。 ・農薬や抗菌性物質等，低〜中極性化合物の抽出精製に用いられる。
順相分配型	・逆相分配型とは逆に充填剤表面を親水基で修飾した固相。 ・アミノ，シアノ，ジオール等がある。 ・農薬等の精製に汎用される。
吸　着　型	従来からカラムクロマトグラフィーに使われているシリカゲル，アルミナ，フロリジルの他に，活性炭等の製品がある。
イオン交換型	・表面をイオン交換基で修飾した固相で，陽イオンと陰イオン交換型がある。 ・イオン性の化合物を選択的に抽出精製できる。
イムノ アフィニティー型	・表面に抗体を結合させたポリマーが充填されており，抗原－抗体反応により目的成分を保持する。 ・精製能力が高い反面，汎用性がない。 ・カビ毒の分析等に用いられる。

（3）水蒸気蒸留法

　蒸留により食品から目的成分を抽出・精製する方法であり，図4－4に示す装置を用い

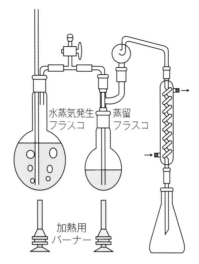

図4-4　水蒸気蒸留器具

る。これは，水蒸気を通気しながら蒸留するための装置であり，水よりも沸点の高い成分でも蒸留できるという利点がある。適用できる成分は限られるものの，高い精製効果が得られる。主に食品添加物の分析に用いられる。

（4）透析法

食品成分の大部分は高分子化合物であることを利用して目的成分を精製する方法である。抽出液とともにホモジナイズした食品を透析膜に封入し，図4-5のように水に浸したまま，透析内液と外液が平衡に達するまでの数時間から数日間静置する。多くの試料を同時に処理できる簡便な方法であるが，時間がかかるという問題がある。主に食品添加物の分析に用いられる。

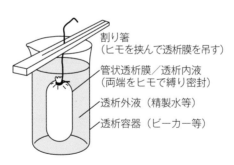

図4-5　透析の実施例

（5）キャッチャーズ法

農薬分析の前処理法として2003（平成15）年にアナスタシアデスらにより提案されたキャッチャーズ（QuEChERS）法と呼ばれる簡易・迅速法が知られている。このネーミングは，方法の特徴を表す英語6文字，Quick（迅速），Easy（簡便），Cheap（安価），Effective（効果的），Rugged（堅牢）及びSafe（安全）に由来する。その名のとおり国内外

で評価が高く，改良法がアメリカ合衆国やEUの公定法に採用され，抗菌性物質やカビ毒等への適用も検討される等，簡易分析法として大きな注目を浴びている。この方法のフ

【キャッチャーズ法フローチャート】

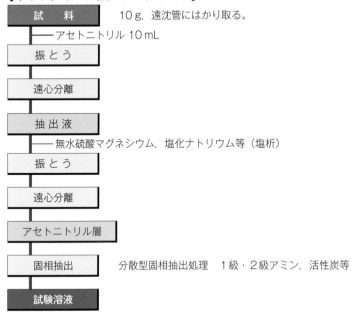

ローを示す。

　フローチャートに示したように、非常に簡便な方法である。抽出液に塩類を加え，振とうする目的は，塩析効果により抽出液中の水とアセトニトリルとを分離させることであり，抽出液が二層に分離することにより液−液分配による精製効果が期待できる。固相抽出に用いる固相は，1級・2級アミン（primary and secondary amine：PSA）と活性炭（activated carbon：AC）の2種類であり，それぞれ脂肪酸類とクロロフィル等の色素類除去を目的とする。これら固相充填剤は，直接処理溶液に加えて振とうし，除去目的物質を保持させた後，遠心分離して除くという分散方式であり，カラムを使う手間が省ける。

【演習問題】

　次の文章の中から正しい文章を選びなさい。

1．市販の野菜は，分析前によく洗浄する。
2．アセトニトリルとn−ヘキサンで液−液分配を行うと，脂肪はn−ヘキサンに多く分配される。
3．固相カラムは通常，洗浄して再使用できる。
4．透析法による食品添加物分析では，平衡化後の透析内液を試験溶液とする。
5．QuEChERS法の「Qu」はQuality（品質）に由来する。

3. 分析装置と解析

　食品の危害要因には非常に多くの物質があり，これらを効率的かつ迅速に分析するには，機器分析が不可欠である。分析者は，分析装置を目的物質に合わせて調整し，試料溶液を標準溶液とともに測定に付した後，得られたデータを解析する必要があるが，マニュアルどおりに操作すれば結果は得られる。しかし，結果が疑わしい場合や装置トラブル等に的確に対処できなければ，信頼できる分析結果は望めない。そのためには，装置の原理や特徴を理解し，問題点等を把握しておく必要がある。以下では，主な分析装置の原理等について解説するが，装置の構造等の詳細については，第2章（ガスクロマトグラフィー法：p.108〜，液体クロマトグラフィー法：p.102〜）を参照頂きたい。

1）ガスクロマトグラフ，高速液体クロマトグラフ

　クロマトグラフィーの原理を応用した分離装置と検出器から構成され，移動相が気体のものをガスクロマトグラフ（gas chromatograph：GC），液体のものを高速液体クロマトグラフ（high performance liquid chromatograph：HPLC）という。試料として装置に注入された溶液中の成分は，分離カラム内での成分認識部位との相互作用により分離され，相互作用の弱い成分から順にカラム後端に到達し，その先に接続された検出器で電気信号に変換され出力される。この検出器の出力を経時的に記録したグラフが図4−6のクロマトグラムであり，分離された成分は，ピークとしてその上に認めることができる。

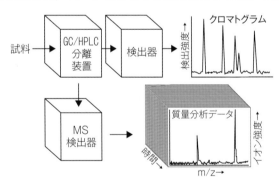

図4−6　装置構成と取得データ

　クロマトグラム上でのピークの溶出位置は保持時間（retention time：RT）で表す。クロマトグラム上で，保持時間が標準品と一致するピークは目的成分であるとみなし，ピークの高さや面積値を標準溶液でのそれと比較して濃度が求められる。しかし，同定された成分が，標準溶液中の成分と同じRTを有する別の成分（妨害成分）であった場合や目的成分のピークが妨害成分とクロマトグラム上で重なり合った場合等には，正しい分析結果は得られない。このように，成分を同定する根拠が保持時間のみで乏しいことが，これら装置

の問題点である。測定濃度が比較的高く，マトリクスの影響が少ない食品添加物等の分析に汎用される。

２）ガスクロマトグラフ質量分析計，液体クロマトグラフ質量分析計

　ガスクロマトグラフ及び高速液体クロマトグラフの検出部に質量分析計（mass spectrometer：MS）を用いた分析装置のことをガスクロマトグラフ質量分析計（gas chromatgraph‐mass spectrometer：GC‐MS），液体クロマトグラフ質量分析計（liquid chromatgraph‐mass spectrometer：LC‐MS）という。図4‐6に装置構成を，図4‐7にその一般的な使用例を示す。

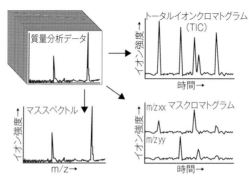

図4‐7　質量分析データの解析例

　本来質量分析計は，試料成分をイオン化し，生成するイオンを質量分離して得られるマススペクトル等の質量データから，その成分の構造等を解析する装置である。このイオン化処理で生成する主要なイオンは，その成分の構造に由来するため，構造が異なる他の成分のイオンと質量が一致する確率は極めて低い。この生成イオンの質量の違いを利用し，妨害成分を効果的に排除できることが，これら装置の特徴である。

　このイオン選別機能をさらに進化させ，優れた定量性や感度を実現した装置が，質量分析計を直列に2台配置し，その間に衝突活性化室を装備したGC‐MS/MS及びLC‐MS/MSである。まず1台目の質量分析計で特定の質量数のイオンのみを選択して衝突活性化室に導き，ヘリウム等の不活性ガスと衝突させ，そこで生成した2次的なイオンを2台目の質量分析計で分離・検出する。このようにGC‐MS/MSやLC‐MS/MSは，目的成分に由来するイオンの選別を2回連続して行うため，検出器まで到達するイオン強度はGC‐MSやLC‐MSよりも低下するが，マトリクス等の妨害成分に由来するイオンをほぼ完全に排除できるという利点がある。そのため，これらの装置を用いれば，目的成分以外のピークがほとんどない良好なクロマトグラムを得ることができる。

　これら装置は，マトリクスの影響が大きい農薬や抗菌性物質の一斉分析に欠かせないが，「マトリクス効果」と呼ばれる測定上の問題がある。これは，夾雑成分により試料溶

液と標準溶液の間で応答値が異なり，正確な定量ができないことがあるという問題である。その発生メカニズムはすでに分かっているが，根本的な解決策は未だにない。その対策法はいくつも提案されているが，十分な効果が得られないのが現状である。

3）誘導結合プラズマ発光分光分析装置，誘導結合プラズマ質量分析計

原子は，高いエネルギーが与えられ励起状態になると，その状態を脱する際に固有の波長の光を放出する。この励起発光の原理を利用し，放出された光の波長で元素を分別すると同時に，発光強度を基に濃度を測定する元素分析装置が誘導結合プラズマ（inductively coupled plasma：ICP）発光分光分析装置（ICP-AES）であり，励起エネルギー源として超高温の誘導結合プラズマを用いることから，その名がある。また，ICPのエネルギーでイオン化した原子を，質量分析計に取り込んで質量分離し，検出する装置が誘導結合プラズマ質量分析計（ICP-MS）である（詳しくは原子吸光法とICP発光法の項目，p.98～を参照）。

ICP-AESは従来の原子吸光光度計（AAS）と同等程度の感度を有するが，多元素同時分析が可能であるという点で，優位性がある。一方，ICP-MSはAASをはるかに凌ぐ感度を有するだけでなく，非金属を含むほとんどの元素を一斉分析できるという特徴があり，元素分析装置の主流となっている。

【演習問題】

次の文章の中から誤っている文章を選びなさい。

1．ICP-AESにおいては，検出波長の走査により多元素一斉分析が可能である。
2．GCやHPLC分析における目的成分の保持時間は，同一分離条件下では常に一定であり，妨害成分等の影響で変わることはない。
3．MS/MSは，1次イオンが衝突活性化室で生成した2次イオンを検出するため，MSよりはイオン強度が低下する。
4．マトリクス効果とは，試料溶液中の夾雑成分による測定精度の低下を防ぐ効果のことである。

第5章 分析における妥当性と品質

1. 分析結果の品質

1) 分析目的の明確化

　分析結果には品質がある。分析によって得られた数値は，あたかも「真の値」としてとらえられがちであるが，その数値には必ず不確かな部分（不確かさ）があり，本当の真の値は分からないというのが既に常識である。私たち分析者は，そのことを正しく理解し，分析結果の信頼性を保証していく必要がある。分析結果は数値でしかなく，目に見えるものでもない。だからこそ，分析結果の信頼性を目に見える形にする必要がある。

　分析結果の信頼性を保証していくうえで，最も重要なことは，「食品分析の目的」を明確にすることである。食品分析の目的とは，ある食品にある成分がある量入っていることを分析値として示すことのみではない。分析結果がどのように使われるのか，その用途を含めて考え，食品分析を行うことが重要である。病者用食品であれば，時間をかけてでも成分規格に対して厳密な分析結果が必要であるし，毒物混入が疑われる食品であれば，迅速性が優先される。分析結果をどのように使うのか，その目的（用途）に合った妥当な分析を行う必要がある。

2) 分析の妥当性

　分析結果の品質は次の3要素によって決められる。

　① 分析法の性能　　② 分析者の性能　　③ 施設環境の性能

　分析結果を利用する前に，必ずこれらの要素を確認しなければならない。①は分析法の妥当性確認（バリデーション：validation）によって，②，③は，分析法の検証（ベリフィケーション：verification）によって確認することができる。

（1）分析法の妥当性確認（バリデーション）

　分析法の妥当性確認は，おおむね表5－1の性能パラメーターについて確認することとなっている。ただし目的により，これらのみでは不足する場合，または過剰な場合があるため，必要な性能パラメーターを取捨選択する必要がある。例えば，含量の高い成分を分析するにあたって，測定可能な最少量である「検出限界」の性能確認は不要な場合もある。

表5－1　分析法の妥当性を確認すべき性能パラメーター

性能パラメーター		概　　　　　要
選 択 性		他の成分と間違えることなく測定できる能力。
検出限界		検出できる最低量。
定量下限（上限）		適切に量を計れる最低（最高）量。
直 線 性		標準品との比較で量を換算する検量線を用いる場合，その検量線の直線範囲。
真度（回収率）		分析値がもつ「かたより」の程度。 　＊本来，真度は「真値とされる量」との一致の程度だが，標準品を意図的に添加した試料を分析して得られる「回収率」を代用とすることも多い。
精　　　度		分析値がもつ「ばらつき」の程度。 　＊精度には，併行精度，室内精度，室間精度がある。 　＊ばらつきは，違う条件が多いほど大きくなることが推測できる。したがって一般に，併行精度＜室内精度＜室間精度となる。
	併行精度	同じ分析法を用い，同じ実験室，同じ実験者が，同じ測定機器を用い，同時に実施した場合のばらつき。
	室内精度	同じ分析法を用い，同じ実験室，違う実験者が，違う測定機器を用い，違う時に実施した場合のばらつき。
	室間精度	同じ分析法を用い，違う実験室で実施した場合のばらつき。
範　　　囲		妥当な結果が測定できる試料の濃度範囲。
堅 牢 性		施設環境（人，機器，設備等）の変化に対して安定した分析値が得られること。

　ここでは，この中でも特に重要なパラメーターである，「真度」及び「精度」の具体的な確認手順について言及することとする。

　ａ．真　　度　　真度は，複数（最低でも5つ以上）の分析によって得られた分析値の平均と既知量（真値とされる量）との一致の程度「かたより」から求められ，割合で表される。真度は，次式のように求める。

$$真　度（\%） = \frac{複数分析値の平均値}{既知量} \times 100$$

　ｂ．精　　度　　精度は，複数（最低でも5つ以上）の分析で得られた分析値の「ばらつき」から求められる。一般的には相対標準偏差（％）で表される。精度は次式のように求める。

$$精　度（\%） = \frac{標準偏差（\sigma）^*}{平均値} \times 100$$

$$*　標準偏差（\sigma） = \sqrt{\frac{（個々の分析値 - 平均値）^2 の和}{分析数 - 1}}$$

　なお，精度算出に用いる分析値が，一人で同時に行った分析によって得られたものであれば，「併行精度」，人，測定機器，分析日等が違えば，「室内精度」，違う実験室で得られたものであれば，「室間精度」となる（表5－1）。

　ｃ．真度及び精度の評価　　真度及び精度の基準の一例を表5－2に示す。これらの基準が，成分濃度と相関があることに着目したい。高濃度の成分は，ばらつきなく測定でき

る（はずである）し，低濃度の成分は，これらが難しいことが分かる。分析者は，分析値の信頼性が成分濃度に依存することを視点としてもったうえで分析値を眺める必要がある。

表5－2　真度と精度の基準例

成分濃度	真度（%）注1)	室間精度（≦%）注2)	併行精度（≦%）注3)
100 %	98～102	1	0.7
≧10 %	98～102	3	2.0
≧1 %	97～103	4	2.6
≧0.1 %	95～105	6	4.0
100 mg/kg	90～107	8	5.3
10 mg/kg	80～110	11	7.3
1 mg/kg	80～110	16	11
0.1 mg/kg	80～110	22	15
0.01 mg/kg	60～115	22	15
0.001 mg/kg	40～120	22	15

注1）コーデックス委員会による基準
　2）Horwitz/Thompson修正式による室間精度
　3）室間精度×0.66＝併行精度として算出した値

　　d．妥当な性能をもった分析法の選択　　例として，4種類の分析法について真度及び精度を評価した結果を模式的に図5－1に示した。
　労力やコストが同等であるなら，図5－1の場合，右上の分析法が最適であると考えられる。

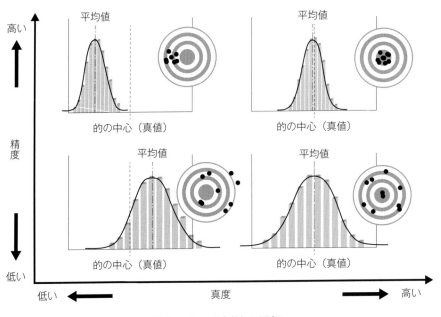

図5－1　分析法の評価

（2）分析法の検証（ベリフィケーション）

　分析者及び施設環境の性能は，分析法の検証（ベリフィケーション）によって確認される。先に分析法のバリデーションについて述べたが，分析法の性能確認を行うのは，まさに分析者自身である。よって，実施する内容はバリデーションと同様であり，確認・評価する対象が違うのみである（図5-2）。

　本書の第1章に収載された分析法は，既にその目的に対して妥当な分析法として掲げられている（バリデーションが済んでいる）。つまり，これらの分析法を使って，分析者が分析値を得，その分析値を性能パラメーターで評価すれば，それがベリ

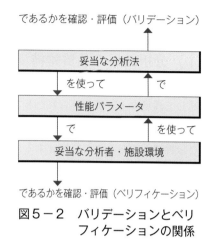

であるかを確認・評価（バリデーション）

であるかを確認・評価（ベリフィケーション）

図5-2　バリデーションとベリフィケーションの関係

フィケーションである。評価の方法も手順も同様である。図5-1を再度みていただきたい。この図題「分析法の評価」を「分析者の評価」に読み換えていただければよい。右上以外の人は，その性能（能力）が妥当な分析結果を得るに達していないといえる。

　また，分析を行う施設環境の性能も分析結果を大きく左右する。施設環境とは，分析を行う分析機器の性能，試験室の温度環境，清浄度，さらには使用する器具，試薬の性能，その管理環境も含まれる。第2章で解説された分析機器の原理や特徴を理解したメンテナンスによる性能維持は，分析者の性能ともいえるものである。

　分析法と分析者の性能が満足されるものであっても，それを支える施設環境が満足できなければ妥当な分析結果は生まれえない。

【演習問題】
　次の文章の中から正しい文章を選びなさい。
1．必要とされる分析結果の品質は，その用途によらず一定である。
2．分析結果は，分析者の性能（能力）に依存するのみで，分析法の性能には依存しない。
3．真度とは，分析値がもつ「かたより」のことである。
4．許容される分析法の精度の幅は，成分濃度が高いほど小さくなる。
5．分析者の重要な使命は，自身の能力の維持・向上とともに，分析機器，施設環境の性能の維持・向上を行うことである。

2. 分析結果の品質管理

1）分析結果の品質維持

　バリデーション済みの分析法を使い，分析者，施設環境の性能がベリフィケーションを通じて満足する評価が得られたとしても，その評価は，その瞬間の結果でしかない。次回の分析の際には，同様な信頼性を有する分析結果が得られるとは限らない。引き続き妥当な分析結果であることを保証するには，常に分析者や施設環境の性能が維持できているかを監視し続ける必要がある。それを達成できるのが，品質管理の実施である。

2）品質管理

　品質管理のうち，自身のみで可能な手法を内部品質管理と呼ぶ。内部品質管理の主な手法を表5-3に示す。これらを定期的に実施することにより，性能の維持が確認できる。

表5-3　主な内部品質管理

ブランク試験（空試験）	ブランク試験は，試料を用いずに分析を行い，分析値を得，汚染（コンタミネーション）が無いかを確認する試験。 分析値は"0ゼロ"となるはずであるが，施設環境からの汚染（3S「整理・整頓・清掃」の不十分，分析者手技の未熟等）があると，分析値は意図しない高い値を示す。
併行試験（2重分析）	同じ試料を2つ同時に行い，2つの分析値の差が，ベリフィケーションで得られたばらつきに対して許容内か判定する試験。 2つの分析値の差（d）の絶対値を次式で評価し，合致するなら許容できる。 $\|d\| \leq 2.8^{注1)} \times$ 標準偏差$(\sigma)^{注2)}$
既知量試料の分析[注3)	ベリフィケーションで使用した既知量試料を同時に分析し，zスコア等によって，ばらつきが許容内か判定する試験。 分析値のzスコアを次式で評価し，合致するなら許容差内である。 zスコア：$\dfrac{分析値 - 平均値^{注4)}}{標準偏差(\sigma)^{注4)}} \leq \pm 2$

注1）$2\sqrt{2}$
　2）ベリフィケーションで求めた標準偏差を使用
　3）標準品を意図的に添加した試験（添加回収試験という）を代用とすることもある.
　4）ベリフィケーションで求めた平均値と標準偏差を使用

　また，図5-3のように既知試料の分析を定期的に実施し，zスコアとして算出し，シューハート管理図*を描画すると変化が視覚化でき，異常を判断するのに有用である〔なお，このような定期的な既知量試料の分析（5回以上）の分析値から，求めた精度は，「室内精度」ということができる〕。

　* **シューハート管理図**：アメリカの統計学者であるシューハート博士が工業品製造の品質管理で取り入れた統計的管理図。3σ（zスコア3）を処置限界とする管理方法。

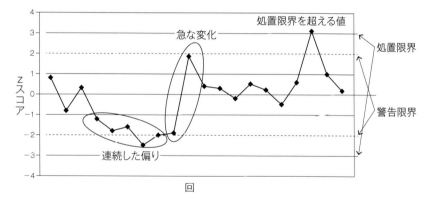

図5－3　zスコアによるシューハート管理図と異常の例

注）　zスコア±2は正規分布の±2σ値に相当する。つまり，適切な分析が行われていれば，95％
の確率でこの範囲に入る.

【演習問題】

　次の文章の中から正しい文章を選びなさい。

1．同じ分析者が同じ機器や施設で行えば，分析日が違っても分析結果はそれほ
ど違う値にはならない。

2．内部品質管理は，分析をする際には毎回実施しなくてはならない。

3．zスコアが±2を超える場合は，異常が起こっている可能性があり，注意が
必要である。

4．品質管理は，シューハート管理図のように継続的に監視することが重要であ
る。

5．シューハート管理図による管理において，連続した偏りは，機器の汚れ等の
経時的な劣化が疑われる。また，急な変化は，試薬の調製ミス等の突発的な
失敗を疑う必要がある。

3. 不確かさ

1）不確かさについて

　分析結果の信頼性の保証は，分析結果に「不確かさ」を付与することに帰結するであろう。「不確かさ」は，真値があると推定される範囲を示すものであるが，平たくいえば，分析結果がもつばらつきのことである。

　「測定における不確かさ表現のガイド，GUM（guide to expression of uncertainty in measurement）」によると，不確かさは「測定の結果に付随した，合理的に測定量に結び付けられ得る値のばらつきを特徴付けるパラメーター」[1]と定義されている。

2）不確かさの推定

　不確かさの推定方法には2つのアプローチ方法がある（表5-4）。

　食品分析では，各分析ステップが多く存在し，ボトムアップアプローチでは，実用的な「不確かさ」は算出できないととらえるのが一般的で，トップダウンアプローチ（室内精度に相当）を不確かさとして分析結果に付与することが実用的であるとされている*。しかしながら，ボトムアップアプローチのメリットは，分析全体の中で，どのステップに不確かさを大きくかかえているか（寄与率が高いか）が分かるところである。ベリフィケーションで，精度を確認した際に，評価基準より大きなばらつきがみられた場合は，ボトムアップアプローチによって，改善すべきポイントが明確となる。

　＊　実際には室内精度で得られた標準偏差の2倍値（2σ値：信頼区間を95％として）を「拡張不確かさ」として分析結果に付与するのが一般的である。

表5-4　不確かさ推定のアプローチ方法

アプローチ方法	概　　要	
トップダウンアプローチ	繰り返し分析によって全体のばらつきを求め，これを「不確かさ（u [注1]）」とする推定方法。単一実験室で推定した場合は，室内精度に等しい。	
ボトムアップアプローチ	分析の各ステップごとのばらつきを個々の不確かさとして求め，合計して全体の「不確かさ（u）」とする推定方法。	
	【推定の例】	
	秤量操作の不確かさ（ばらつきの相対標準偏差）	u_1
	ピペット操作の不確かさ（ばらつきの相対標準偏差）	u_2
	メスフラスコ定容操作の不確かさ（ばらつきの相対標準偏差）	u_3
	分析機器測定の不確かさ（ばらつきの相対標準偏差）	u_4
	分析全体の不確かさ（u）＝$\sqrt{u_1{}^2 + u_2{}^2 + u_3{}^2 + u_4{}^2}$	
	不確かさの伝播則から，不確かさの2乗を足し合わせた，その平方根となる。	

注1）uncertainiyの頭文字

3）不確かさの利用

　本来，分析結果には「不確かさ」が付与されるべきであり，国際的には既に議論が盛んに行われている。図5－4を見ていただきたい。食品規格への適合性は規制値に対して，分析結果±不確かさ（不確かさが付与された分析結果）によって判断される必要がある。このようなことから，分析結果の不確かさを推定し，理解し，付与し，信頼性を保証していくことが，今後の食品分析の分析者として求められるだろう。

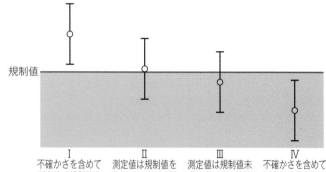

規制値

| Ⅰ | Ⅱ | Ⅲ | Ⅳ |

Ⅰ　不確かさを含めて測定値は規制値を超えている

Ⅱ　測定値は規制値を超えているが，不確かさは規制値内

Ⅲ　測定値は規制値未満であるが，不確かさが規制値を超えている

Ⅳ　不確かさを含めて測定値は規制値内

図5－4　規制値と分析結果±不確かさ

　■引用文献■
1）今井秀孝，他編『測定における不確かさの表現のガイド［GUM］ハンドブック』日本規格協会，2018，p.23.

　■参考文献■
安井明美，他編『最新版 食品分析法の妥当性確認ハンドブック』サイエンスフォーラム，2010.
渡邉敬浩・松田りえ子『食品分析結果の正しさ－信頼性保証の実践とその意味－』林純薬工業株式会社，2011.

【演習問題】
　次の文章の中から正しい文章を選びなさい。
1．不確かさは，平易に表現すれば，「室内精度」ととらえてよい。
2．不確かさの推定方法はトップダウンアプローチとボトムアップアプローチがある。
3．食品分析では，ボトムアップアプローチによる不確かさの推定は無意味である。
4．分析結果には必ず不確かさがあり，これを付与するのがこれからの国際的な流れである。
5．図5－4のⅢは，分析結果が規制値未満であるため問題はないと断言できる。

演習問題の解答・解説

序章　解答：4

【解説】

1. 数字の末尾の0は有効数字であるが，先頭の0は有効数字ではない。
2. 1.2305 g を有効数字4桁に丸めると，5の前の数字が0で偶数であるため，切下げて1.230gとなる。
3. 末尾の0は有効数字である。
4. 定量分析とは，試料中の物質の量を測定する分析をいい，定性分析とは，試料にどのような成分が含まれているか，物質の有無の確認をする分析をいう。
5. 1 ppmは100万分の1（10^{-6}）であり，1 ppm = 0.0001 %，10000 ppm = 1 %である。

第1章－1　解答：5

【解説】

1. 箱の中を均等に分かれるように想定しそれぞれの空間から採取する。
2. 調製できる量まで縮分を繰り返し調製量の調節を行う。
3. 可食部は人によって違うため，廃棄部位を確認する。通常は柄の先端部分（いしづき）である。
4. 小型魚の場合は，廃棄部位を除いた後，縮分せず全量を調製してよい。
5. 低速回転のフードプロセッサーでも分離する可能性はあるので，調製状態を常に確認することは必要である。

第1章－2　解答：4・5

【解説】

1. 加熱乾燥法の他にカールフィッシャー法や蒸留法がある。
2. 食品に共存する揮発成分も同時に測り込まれる場合がある。
3. 程度は考慮する必要があるものの，濃く褐色に変化した値は適切ではない。減圧加熱乾燥法やカールフィッシャー法の適用を考える必要がある。
4. 水分と反応するヨウ素量を定量することで水分を調べる。

5. 共沸により蒸発する水分を冷却管で回収し，測定する。

第1章－3　解答：2・5

【解説】

1. 紫外吸光光度法は，たんぱく質に含まれる芳香族アミノ酸（フェニルアラニン，トリプトファン，チロシン）が280 nm付近の紫外光を吸収する性質を利用している。
3. ローリー法は，還元反応を利用した方法であるため，多くの還元剤（チオール類，フェノール類等）により発色が妨害される。
4. HPLCを用いてペプチドやアミノ酸を定量する場合，o-フタルアルデヒドのような化合物で蛍光誘導体化するため，誘導化前に比べて感度が非常に高くなる。

第1章－4　解答：2

【解説】

1. 油脂を構成する脂肪酸の分子量が小さいほど水酸化カリウムの消費量は多くなるため，ケン化価は大きくなる。
2. ヨウ素価は油脂の不飽和度を示すもので，ヨウ素価が高いことは不飽和脂肪酸の含量が多く，酸化を受けやすい。
3. ヨウ素価が130以上の油脂は，自動酸化による酸化重合が早く，乾燥皮膜を作りやすいので乾性油と呼ばれる。
4. 酸価は油脂の精製度，加水分解や酸敗の程度を示す指標である。
5. 過酸化物価は油脂及び油脂を用いた加工食品保存中の初期の酸敗度を示す指標として利用されるため，高温処理の油脂の品質管理には利用できない。

第1章－5　解答：2・3

【解説】

1. 炭水化物の種類は複数あり，エネルギー換算係数は 0 ～ 3 kcal/gのものもある。
4. 単糖の還元性末端同士で結合した場合，還元性が失

われることから，還元糖にならない。そのため，測定
対象にはならない。
5．酵素反応において，温度，pH，時間はその酵素の
至適条件で反応させる。適切な条件設定により，正し
い結果を得ることになる。

第1章-6　解答：5

1．プロスキー変法で使用される酵素は，耐熱性α　ア
ミラーゼ，プロテアーゼ，アミログルコシダーゼであ
る。
2．プロスキー変法はプロスキー法と異なり，水溶性食
物繊維と不溶性食物繊維の分析を区別できる。
3．低分子の水溶性食物繊維の測定は高速液体クロマト
グラフィーを用いる。
4．セルロースは不溶性食物繊維である。
5．食物繊維は，消化，吸収を遅らせ，血糖値や血清コ
レステロール濃度の急激な上昇を抑え，腸内環境を改
善する効果がある。

第1章-7　解答：2
【解説】
1．灰分は食品中の無機質の総量とほぼ等しい。
3．無機質は生体内で合成することができないため，食
品から摂取している。
4．甲状腺ホルモンの構成要素はヨウ素である。モリブ
デンは酸化還元酵素の補助因子として働く。
5．亜鉛が欠乏すると味覚障害になる。鉄の欠乏は貧血
等を引き起こす。

第1章-8　解答：2
【解説】
2．アトウォーターのエネルギー換算係数はたんぱく質
4 kcal/g，脂質 9 kcal/g，炭水化物 4 kcal/gである。
この係数を用いて以下のように算出する。
（12 × 4）＋（4 × 9）＋（32 × 4）＝212
（kcal/100g）

第1章-9　解答：3
1．ビタミンB1は酸性では安定で，試料の調製法は酸
性水溶液で加熱抽出する。
2．ビタミンKは脂溶性ビタミンで，アセトンやヘキサ
ンで抽出する。
3．ビタミンCの還元型はL-アスコルビン酸，酸化型は
L-デヒドロアスコルビン酸である。
4．プロビタミンAは，主に植物性食品に多い。
5．チアミンとはビタミンB1の化学名である。

第1章-10　解答：1
【解説】
2．有機酸の滴定では，弱酸と強塩基であり，当量点が
塩基側に偏るため，フェノールフタレイン（PP）指
示薬を用いる。
3．滴定酸度では，濃度既知の0.1mol/L水酸化ナトリウ
ム溶液を用いる。
4．有機酸の滴定では，食品に含まれる各有機酸の種類
や含有量ではなく，全有機酸の総量として定量する。
5．HPLCにおける有機酸の分離モードは，イオン排除
モードが多用されている。

第1章-11　解答：4
【解説】
1．ヌクレオチドは，塩基とペントースとリン酸により
構成される。塩基とペントースで構成されているの
は，ヌクレオシドである。
2．DNA中の塩基ではなく，リン酸が負に帯電してお
り，分子全体が負電荷となる。
3．核酸は，260 nmに極大吸収を有する。
5．アガロースゲル電気泳動では，DNAの分子サイズ
ごとに分離する。高分子DNAは移動度が小さく，低
分子DNAほど移動度が大きくなる。

第1章-12　解答：2
【解説】
1．酸性条件下ではマグネシウムが脱離してフェオフィ
チンとなり，さらに加熱や酵素反応によりフィトール
が外れると，光過敏症の原因物質で褐色のフェオフォ
ルバイドとなる。緑色野菜を長時間加熱したり煮汁を
酸性にしたりすると色調が劣化するのは，このことに
よる。
2．キサントフィルの構造はカロテンに類似している
が，カロテンとは異なり水素原子の一部が極性の高い
ヒドロキシ基（-OH）やオキソ基（=O）に置換され
た構造をもつ。これらの極性基の影響により，キサン
トフィルはカロテノイドに比べて極性の高いシリカゲ
ルに対する親和性が高くなる。
3．図1−30の構造中Rで示すように，クロロフィルa
は，クロロフィルbのアルデヒド基の部分がより極性
の低いメチル基に置換されているため，分子全体の極
性がクロロフィルbよりもわずかに低い。順相クロマ
トグラフィーでは固定相の極性よりも移動相の極性の
方が低いため，より極性の低いクロロフィルaの方が
固定相に吸着しにくく移動速度が速くなるため，高い
Rf値を示す。
4．二相分配では極性の高い物質は極性の高い溶媒に，
極性の低い物質は極性の低い溶媒に移動する。そのた

め，極性の高い色素は極性の高い水に分配される。

5．アントシアニンは，pHにより構造と色が変化し，アルカリ性条件下では安定性の低いキノイド構造をとり，時間経過とともに酸化分解して退色する。HPLCの移動相中ではオキソニウム構造をとるため，安定性が高い。

第1章−13　解答：1・2
【解説】
3．淡水魚の生臭いにおい成分は，ピペリジンである。
4．揮発性の香気成分の分析には，ガスクロマトグラフィー（GC）が適する。
5．クロマトグラムの保持時間や保持指標に加えて，マススペクトル分析により未知の香気成分を同定する。

第1章−14　解答：3
【解説】
3．ヒドロペルオキシドは，鉄や銅等の金属イオンによって分解され，再びペルオキシラジカルを生成するため，油脂の自動酸化反応は，微量の金属イオンの存在によって著しく促進される。

第2章−1　解答：3
【解説】
1．塩酸等の酸は水溶液中で，水素イオン[H⁺]を生じる。
2．水酸化ナトリウム等の塩基は水酸化物イオン[OH⁻]を生じる。
3．水溶液中で，水素イオン濃度が水酸化物イオン濃度より高い状態を酸性という。
4．水素イオン濃度とは水素イオンモル濃度を指し[H⁺]と示し，水酸化物イオン濃度は水酸化イオンモル濃度を指し[OH⁻]と示す。中性は[H⁺]＝[OH⁻]と示す。
5．水素イオン指数は，水素イオン濃度指数または水素指数ともいう。

第2章−2　解答：3
【解説】
　選択肢の中で，最もエネルギーが高い電磁波を用いるのは，3のX線回析測定法である。選択肢にあるそれぞれの測定法に用いられる電磁波は，赤外吸収スペクトル法は赤外線，核磁気共鳴スペクトル測定法はラジオ波，X線回析測定法はX線，紫外可視吸光度測定法，及び蛍光光度法は紫外線，可視光線である。

第2章−3　解答：3・4
【解説】
1．蛍光分光光度計では，四面透過型のセルを用いる。

分光光度計では二面透過型のセルである。
2．励起状態から基底状態にもどるときに，発光する。
3．励起光を分光するための分光部と，蛍光発光を分光するための分光部の2つが存在する。なお，化学発光の場合は，励起光が不要なため，試料部の後ろに発光を分光するための分光部が1つである。
4．蛍光強度は，励起光強度に比例する。
5．ホタルの発光はルシフェリンが酵素であるルシフェラーゼによってオキシルシフェリンとなることによる。ルミノール発光は，ルミノールが鉄錯体を触媒として過酸化水素と反応し，発光するものであり，異なる。

第2章−4　解答：4
【解説】
1．赤外線は目に見えない。
2．光の干渉現象を利用して，全波長（波数）を同時に検出し，コンピュータ上でフーリエ変換して各波長成分を計算するフーリエ変換型赤外分光光度計（FT-IR）が現在は主流である。短時間で高感度な分析が可能である。以前は分散型の分光器で光を分散させ，波長（波数）の異なる光を一つ一つ取り出して測定していた。
3．横軸に波数，縦軸には透過率を示した曲線がIRスペクトルである。なお，縦軸に波長，横軸に吸光度で表す場合もある。
5．異性体の判別も可能である。

第2章−5　解答：5
【解説】
1．近赤外領域は800〜2500nmで，2500〜25000nmは中赤外領域である。
2．近赤外分光法では，観測されるほとんどのバンドは，水素を含む官能基に帰属する。
3．近赤外スペクトルにおいて，2100nmはでん粉由来で，水は1935nm付近である。
4．近赤外光の電磁波エネルギーは衰退が小さいため，照射光が試料の深部まで達する。

第2章−6　解答：2・4
【解説】
1．熱エネルギーにより励起された原子が基底状態に戻る際に，光が放出される現象を利用して，微量元素の測定を行う手法はフレーム発光法である。
2．原子固有の波長の光の吸収を利用した分析法が原子吸光法である。
3．連続スペクトルではなく，特定の波長の輝線（線スペクトル）である。

4．ホロカソードランプは目的元素ごとに取り換えなければならない。

5．内標準法や標準添加法が用いられる。

第2章-7　解答：1・4
【解説】

2．分子排除クロマトグラフィー（ゲルろ過クロマトグラフィー）は，試料中の各成分の分子量により分離するが，各成分は分子量の大きな順に溶出される。

3．クロマトグラフィーの仕組みで，移動相の極性が固定相の極性よりも低いものを順相という。

5．蛍光検出器は，蛍光物質を用いて誘導体化した成分を検出するため，誘導体化できるものに限定されるが，感度は非常に高い。

第2章-8　解答：1・2・3
【解説】

1．ガスクロマトグラフは装置を高温に保って試料を気化して分析するため，難揮発性物質や熱によって分解される物質は分析することができない。したがって，このような物質をガスクロマトグラフで分析する場合，難揮発性物質を揮発性物質に変える必要がある。

2．ガスクロマトグラフィーの移動相は気体であり，固定相との吸着等にかかる時間は短い。また，高い分離能が特徴である。

3．熱伝導度検出器のキャリアーガスには熱伝導度の大きいヘリウムや水素等を用いる。

4．水素炎イオン化検出器は，炭素-水素結合を有する有機化合物を検出できる。有機ハロゲン化合物に高い選択性を示すのは，電子捕獲型検出器である。

5．ガスクロマトグラフィーのサンプルと移動相は気体であるため，気体になりにくい難揮発性物質の分析には適していない。

第2章-9　解答：3
【解説】

1．ポリアクリルアミドゲルは，アクリルアミドとビス-アクリルアミドが架橋することで網目構造を形成する。

2．たんぱく質の分子量推定には，SDS-PAGEが用いられる。

4．核酸の染色には，エチジウムブロマイドが用いられる。

5．核酸は，負の電荷をもつので，陽極側へと移動する。

第2章-10　解答：4
【解説】

1．核磁気共鳴（NMR）法は，食品成分等の有機化合物の化学構造を明らかにするために有効な手段で，食品成分の新規化学構造の決定や同定等にも用いられる。

2．NMRスペクトルを解析することで，多くの食品成分の同定ができる。多くの試料の解析結果を統計処理することにより，食品の産地や品質の検査等にも使用できる。

3．測定で得られたNMR信号は，同じ原子核であっても原子核の置かれている状況により，様々な信号として現われる。原子核の置かれている状況の違いとは，主に化学構造の違いを指す。

4．核磁気共鳴を起こす原子の^{1}Hを測定することで，^{1}H-NMRスペクトル，^{13}Cを測定することで^{13}C-NMRスペクトルが得られ，スペクトル情報を解析し，化学構造を導く。

5．NMR装置と基本原理が同じ装置として，磁気共鳴画像（MRI）装置があり，人体の断面を画像化することができる。

第2章-11　解答：2・3
【解説】

1．質量分析では，測定する分子を気体状のイオンにするときに，エレクトロスプレーイオン化法（ESI）やマトリクス支援レーザー脱離イオン化法（MALDI）を用いると，フラグメンテーションが起こりにくいため，数万～数十万の高分子化合物（ペプチドやたんぱく質等）も測定することが可能である。

4．飛行時間型質量分析計（TOF-MS）では，生じたイオンに一定の電圧をかけて加速するが，質量の小さいイオンほど早く検出器に到達する。

5．質量分析計では，試料成分をイオン化し，高速で検出器に送り込むが，必ずしも高度に真空化する必要はない。エレクトロスプレーイオン化法（ESI）は，大気圧下でイオン化できることが特徴である。

第2章-12　解答：5
【解説】

1．サラダ油はニュートン流体である。

2．水はニュートン流体の特性を示す。

3．一部の食品では規格基準の中に物性値が設けられている。

4．食品の物性は，テクスチャー解析で測定することが多い。

第3章-1　解答：5
【解説】

1．酵素は，たんぱく質を主体とする。

2．一つの酵素は，基質に対して高い選択性（基質特異性）を示す。

3．酵素反応の前後で，酵素は変化しない。

4．酵素法による食品成分の定量では，初めに基質へ直接に作用する酵素反応を行い，次にインジケーター酵素による検出反応を行う。

第3章－2　解答：3
【解説】
1．年間0～6人で推移している。
2．特定原材料は7品目，特定原材料に準ずるものは21品目指定されている。
4．複数のたんぱく質が混在している中から，抗原特異的なたんぱく質を検出する方法。
5．食物アレルギーは，免疫反応が過剰に働くことによって起こる。

第3章－3　解答：1
【解説】
2．細胞増殖を抑制する等の機能性評価に利用可能である。
3．初代培養細胞は，細胞分裂回数が限られている。
4．食品の安全性評価には，主に動物実験が実施されている。
5．変異原性試験に限って認められている。

第3章－4　解答：4
【解説】
1．評価者をパネリスト，その集団をパネルと呼ぶ。
2．一般的に20℃～23℃がよい。
3．満腹でも空腹でもない時間帯に行う。
5．評点法は，評価者自身の尺度に従って，試料の特性を評点で評価させる。

第4章－1　解答：1・4
【解説】
2．ポジティブリスト制度とは，リストに示された危害要因物質についてのみ，基準値を上限に残留を認めるが，それ以外の危害要因物質の食品中への残留は認めないという制度である。したがって，残留基準が設定されていない（リストに示されていない）危害要因物質については，食品中に残留が認められれば，その食品は流通規制等の対象となる。ただし，健康に害のないごく僅かな残留でも規制対象となり，市場が混乱するのを避けるため，農薬や動物用医薬品については，残留を認めないとする上限濃度として0.01 ppmが定められている。
3．食品添加物は，一部の例外を除き，最終製品に残留することを前提に使用される。したがって，使用された食品であれば，検出されないことの方が少ない。

第4章－2　解答：2
【解説】
1．市販の野菜は，そのまま摂食されることもあるため，通常は洗浄しない。
3．カラム内に，前回使用時の夾雑物質等が残っていることがあり，カラムの性能や処理の再現性に影響を及ぼすことがあるため，再使用はするべきではない。
4．食品分析における透析処理は，分子量の大きな夾雑物質を除くために行う。したがって，高分子化合物が残る透析内液は，試験溶液とはしない。
5．QuEChERS法の「Qu」はQuick（迅速）という英単語に由来する。

第4章－3　解答：4
【解説】
4．マトリクス効果とは，試料溶液中の夾雑成分の影響で，試料溶液と標準溶液の応答値が異なり，正確な定量ができない現象のことである。

第5章－1　解答：3・4・5
【解説】
1．用途（目的）によって変化する。
2．分析法の性能におおいに依存する。

第5章－2　解答：3・4・5
【解説】
1．少しの変化が大きな分析値の違いにつながることがある。内部品質管理による監視が必要である。
2．毎回実施する必要はない，必要な頻度は，自らの能力・実態に応じて計画し，実施する。
3．zスコア±2は，正規分布の±2σに相当するため，これを超える確率は5％未満であるため。
4．連続的な傾向から，異常が何に起因するかを知る手掛かりとなる。

第5章－3　解答：1・2．4
【解説】
3．ボトムアップアプローチは，不確かさ大きくする要因を見つけ出すのに有効である。
5．不確かさを考慮すると規制値違反の可能性も否めない。内部精度管理の結果等も参考にし，総合的に判断し，必要があれば再分析等を行うことが適切である。

索　引

編著者		執筆分担
たにぐち あ き こ 谷口亜樹子	東京農業大学農学部 教授	序章，第2章−1・12

著者(五十音順)

い かいよしとも 猪飼誉友	中部大学応用生物学部 非常勤講師	第1章−7・8，第4章，第5章
いし い たけ し 石井剛志	神戸学院大学栄養学部 准教授	第1章−12
かざみ ま ち こ 風見真千子	東京農業大学農学部 助教	第3章−2・3・4
かたやまよし こ 片山佳子	東京聖栄大学健康栄養学部 教授	第1章−4
きくかわこう じ 菊川浩史	(一財)食品分析開発センターSUNATEC 副本部長	第1章−1・7・8，第4章，第5章
こめたに たかし 米谷 俊	株式会社ファーマフーズ 顧問 元 近畿大学農学部 教授	第1章−3，第2章−7・11
さ とうしん じ 佐藤眞治	新潟薬科大学応用生命科学部 教授	第1章−14，第2章−2・8
すぎやまやすまさ 杉山靖正	実践女子大学生活科学部 教授	第1章−6・9，第2章−10
なかむらむねとも 中村宗知	(一財)日本食品分析センター 顧問	第1章−2・5
の ぐちはる こ 野口治子	東京農業大学農学部 教授	第1章−11，第2章−9，第3章−1
ほそ や たかひろ 細谷孝博	東洋大学食環境科学部 准教授	第1章−10，第2章−5
まつふじ ひろし 松藤 寛	日本大学生物資源科学部 教授	第2章−3・4・6
みなみ いく こ 南 育子	山形県立米沢栄養大学健康栄養学部 講師	第1章−13
やまもと あつし 山本 敦	中部大学応用生物学部 教授	第1章−7・8，第4章，第5章

基礎から学ぶ 食品分析学

2020年（令和２年）　８月20日　初 版 発 行
2023年（令和５年）　12月20日　第３刷発行

編著者　谷 口 亜 樹 子

発行者　筑 紫 和 男

発行所　株式会社 建 帛 社
　　　　KENPAKUSHA

〒112-0011 東京都文京区千石４丁目２番15号
TEL（03）3944-2611
FAX（03）3946-4377
https://www.kenpakusha.co.jp/

ISBN 978-4-7679-0672-0 C3077　　　　　　　明祥／愛千製本所
ⒸC谷口亜樹子ほか，2020.　　　　　　　　　Printed in Japan
（定価はカバーに表示してあります）

主な実験器具①

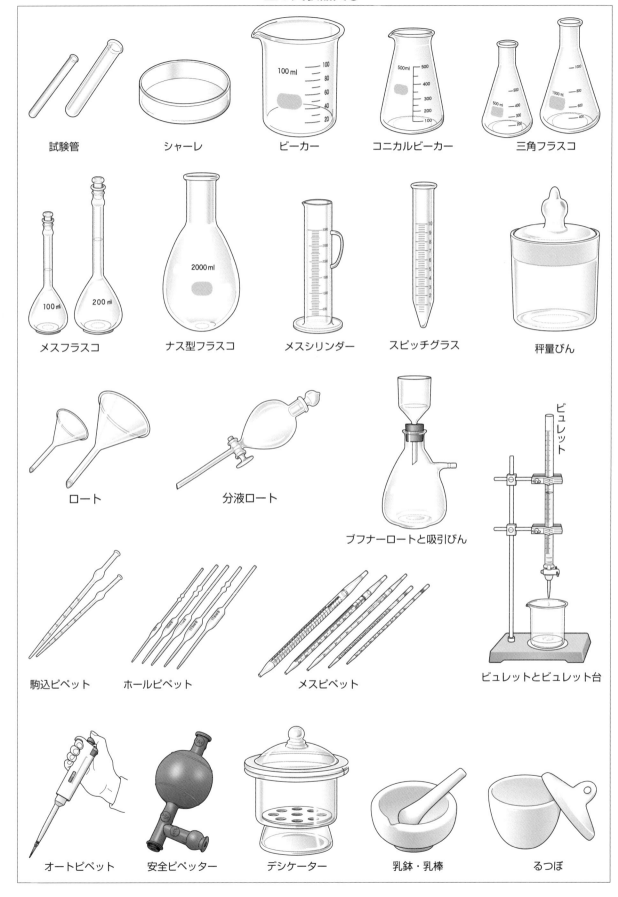

試験管　　シャーレ　　ビーカー　　コニカルビーカー　　三角フラスコ

メスフラスコ　　ナス型フラスコ　　メスシリンダー　　スピッチグラス　　秤量びん

ロート　　分液ロート　　ブフナーロートと吸引びん　　ビュレット　　ビュレットとビュレット台

駒込ピペット　　ホールピペット　　メスピペット

オートピペット　　安全ピペッター　　デシケーター　　乳鉢・乳棒　　るつぼ